面向人民健康
提升健康素养

相约健康百科丛书

U0245403

面向人民健康
提升健康素养

相约健康百科丛书

康养康复系列

骨关节疾病与运动损伤康复怎么办

主编 周谋望 杨延砚

人民卫生出版社
·北京·

陈竺院士
说健康

总　序

　　人民健康是现代化最重要的指标之一，也是人民幸福生活的基础。党的二十大报告明确到 2035 年建成健康中国。社会各界，尤其是全国医疗卫生工作者，要坚持以人民为中心的发展思想，把保障人民健康放在优先发展的战略位置，加快推进健康中国建设，全方位全周期保障人民健康，为实现"两个一百年"奋斗目标、实现中华民族伟大复兴的中国梦打下坚实的健康基础，为共建人类卫生健康共同体作出应有的贡献。

　　为助力健康中国建设，提升人民健康素养，人民卫生出版社（以下简称"人卫社"）联合相关学（协）会、平台、媒体共同策划，整合各方优势、创新传播途径，打造高质量的纸数融合立体化传播健康知识普及出版物《相约健康百科丛书》（以下简称"丛书"）。丛书通过图书、新媒体、互联网平台等全媒体，努力为人民群众提供全生命周期的健康知识服务。在深入了解丛书的策划方案、组织管理和工作安排后，我欣然接受了邀请，担任丛书专家指导委员会主任委员，主要基于以下考虑。

　　建设健康中国，人人享有健康。党的十八大以来，以习近平同志为核心的党中央一直高度重视、持续推动健康中国建设。2016 年党中央、国务院印发的《"健康中国 2030"规划纲要》指出，推进健康中国建设，是全面建成小康社会、基本实现社会主义现代化的重要基础，是全面提升中华民族健康素质、实现人民健康与经济社会协调发展的国家战略。健康中国的主题是"共建共享、全民健康"，共建共享是基本路径，

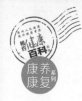

全民健康是根本目的。人人参与、人人尽力、人人享有，实现全民健康，需要全社会共同努力。党的二十大对新时代新征程上推进健康中国建设作出新的战略部署，赋予了新的任务使命，提出"把保障人民健康放在优先发展的战略位置，完善人民健康促进政策"。丛书建设抓住了健康中国建设的核心要义。

提升健康素养，需要终身学习。健康素养是人的一种能力：它能够帮助个人获取和理解基本的健康信息和服务，并能运用其作出正确的判断和决定，以维持并促进自己的健康。2008 年 1 月，卫生部发布《中国公民健康素养——基本知识与技能（试行）》，首次以政府文件的形式界定了居民健康素养，我很高兴签发了这份文件。此后，我持续关注该工作的进展和成效。经过多年的不懈努力，我国健康素养促进工作蓬勃发展，居民健康素养水平从 2009 年的 6.48％上升至 2021 年的25.4％，人民健康状况和基本医疗卫生服务的公平性、可及性持续改善，主要健康指标居于中高收入国家前列，为以中国式现代化全面推进中华民族伟大复兴奠定了坚实的健康基础。健康素养需要持续地学习和养成，丛书正是致力于此。

健康第一责任人，是我们自己。2019 年 12 月，十三届全国人大常委会第十五次会议通过了《中华人民共和国基本医疗卫生与健康促进法》，该法第六十九条提出"公民是自己健康的第一责任人，树立和践行对自己健康负责的健康管理理念，主动学习健康知识，提高健康素养，加强健康管理。倡导家庭成员相互关爱，形成符合自身和家庭特点的健康生活方式。"从国家法律到健康中国战略，都强调每个人是自己健康的第一责任人。只有人人都具备了良好的健康素养，成为自己健康的第一责任人，健康中国才有了最坚实的基础。丛书始终秉持了这一理念，能够切实帮助读者承担起自己的健康责任。

接受丛书编著邀请后，我多次听取了丛书工作委员会和人卫社的汇报，提出了一些建议，并录制了"院士说健康"视频。我很高兴能以此项工作为依托，为人民健康多做些有意义的工作。丛书工作委员会和人卫社的同仁们一致认为，这件事做好了，对提高国民特别是青少年健康素养意义重大！

2022年11月，在丛书启动会议上，我提出丛书建设要做到心系于民、科学严谨、质量第一、无私奉献四点希望。2023年9月，丛书"健康一生系列"正式出版！丛书建设者们高度负责、团结协作，严谨、创新、务实地推进丛书建设，让我对丛书即将发挥的作用充满了信心，也对健康科普工作有了更多的思考。

一是健康科普工作需把社会责任放在首位。丛书为做好顶层设计，邀请一批院士担任专家指导委员会的成员。院士们的本职工作非常繁忙，但他们仍以极高的热情投入丛书建设中，指导把关、录制视频，担任健康代言人，身体力行地参与健康科普工作。全国广大医务工作者也要积极行动起来，把社会责任放在首位，践行习近平总书记提出的"科技创新、科学普及是实现创新发展的两翼"之工作要求，把健康科学普及放在与医药科技创新同等重要的位置，防治并重，守护人民健康。

二是健康科普工作应始终心系于民。健康科普需要找准人民群众普遍关心的健康问题，有针对性地开展工作，方能事半功倍。丛书每一个系列都将开展健康问题征集活动，"健康一生系列"收集了两万余个来自大众的健康问题，说明人民群众的健康需求是旺盛的，对专家解答是企盼的。丛书组织专家对这些问题进行了认真的整理、分析和解答，并在正式出版前后组织群众试读活动，以不断改进工作，提升质量，满足人民健康需求，这些都是服务于民的重要体现。丛书更是积极尝试应用新

技术新方法，为科普传播模式创新赋能，强化场景化应用，努力探索克服健康科普"知易行难"这个最大的难题。

三是健康科普工作须坚持高质量原则。高质量发展是中国式现代化的本质要求之一。健康科普工作事关人民健康，须遵从"人民至上、生命至上"的理念，把质量放在最重要的位置，以人民群众喜闻乐见的方式，传递科学的、权威的、通俗易懂的健康知识，要在健康科普工作中塑造尊重科学、学习科学、践行科学之风，让"伪科学""健康谣言""假专家"无处遁形。丛书工作委员会、各编委会坚持了这一原则，将质量要求落实到每一个环节。

四是健康科普工作要注重创新。不同的时代，健康需求发生着变化，健康科普方式也应与时俱进，才能做到精准、有效。丛书建设模式创新也是耳目一新，比如立足不同的应用场景，面向未来健康需求的无限可能，设计了"1+N"的丛书系列开放体系，成熟一个系列就开发一个；充分发挥专业学（协）会和权威专家作用，对每个系列的分册构建进行充分研讨，提出要从健康科普"读者视角"着眼，构建具有中国特色的国民健康知识体系；精心设计各分册内容结构和具有中华民族特色的系列 IP 形象；针对人民接受健康知识的主要渠道从纸媒向互联网转移的特点，设计纸数融合图书与在线健康知识问答库结合，文字、图片、视频、动画等联动的全媒体传播模式，全方位、全媒体、全生命周期服务人民健康等。

五是健康科普工作需要高水平人才队伍。人才是所有事业的第一资源。丛书除自身的出版传播外，着眼于健康中国建设大局，建立编写团队组建、遴选与培养的系列流程，开展了编写过程和团队建设研究，组建来自全国，老、中、青结合的高水平编者团队，且每个分册都通过编写过程的管理努力提升作者的健康科普能力。这项工作非常有意义。希望未来，越来越多的卫生健康工作者能以高度的社会责任感、职业使命感，以无私奉献的精神参与到健康科普工作中，以更多更好的健康科普精品，服务人民健康。

衷心希望，通过驰而不息的建设，丛书能让健康中国、健康素养、健康第一责任人的理念深入人心，并转化为建设健康中国的重要动力，成为国民追求和促进健康的重要支撑。

衷心希望，能以大型健康科普精品丛书为依托，培养一支高水平的健康科普作者队伍，增强文化自信的建设力量，从而更好地为中华民族现代文明贡献健康力量。

衷心希望，读者朋友们积极行动起来，认真汲取《相约健康百科丛书》中的健康知识，把它们运用到自己的生活里，让自己更健康，也为健康中国建设作出每个公民的贡献！

中国红十字会会长
中国科学院院士
丛书专家指导委员会主任委员

2023 年 7 月

相约健康百科丛书
出版说明

健康是幸福生活最重要的指标，健康是 1，其他是后面的 0，没有 1，再多的 0 也没有意义。提升健康素养，是提高全民健康水平最根本、最经济、最有效的措施之一。党的二十大报告要求，加强国家科普能力建设，深化全民阅读活动。习近平总书记指出，科技创新、科学普及是实现创新发展的两翼，要把科学普及放在与科技创新同等重要的位置。在这一重要指示精神的指引下，人民卫生出版社（以下简称"人卫社"）努力探索让科学普及这"一翼"变得与科技创新同样强大，进而助力创新型国家建设。经过深入调研，团结广大医学科学家、健康传播专家、学（协）会、媒体、平台，共同策划出版《相约健康百科丛书》（以下简称"丛书"）。

为了帮助读者更好地了解和使用丛书，特将出版相关情况说明如下。

一、丛书建设目标

丛书努力实现五个建设目标，即：高质量出版健康科普精品，培养优秀的健康科普团队，创新数字赋能传播模式，打造知识共建共享平台，最终提升国民健康素养，服务健康中国行动落实和中华民族现代文明建设。

二、丛书体系构建

1. 丛书各系列分册设计遵从人民至上的理念，突出读者健康需求和

视角。各系列的分册设计经过多轮专家论证、读者健康需求调研，形成从读者需求入手进行分册设计的共识，更好地与读者形成共鸣，让读者愿意读、喜欢读，并能转化为自身健康生活方式和行为。

比如，丛书第一个系列"健康一生系列"，既不按医学学科分类，也不按人体系统分类，更不按病种分类，而是围绕每个人在日常生活中会遇到的健康相关问题和挑战分类。这个系列分别针对健康理念养成，到人生面临的生、老、病问题，再到每天一睁眼要面对的食、动、睡问题，最后到更高层次的养、乐、美问题，共设立 10 个分册，分别是《健康每一天》《健康始于孕育》《守护老年健康》《对疾病说不》《饮食的健康密码》《运动的健康密码》《睡眠的健康密码》《中医养生智慧》《快乐的健康密码》和《美丽的健康密码》。

2. 丛书努力构建从健康知识普及到健康行为指导的全生命周期全媒体的健康知识服务体系。依靠权威学（协）会和专家的反复多次研究论证，从读者的健康需求出发，丛书构建了"1+N"系列开放体系，即以"健康一生系列"为"1"；以不同人群、不同场景的不同健康需求或面临的挑战为"N"，成熟一个系列就开发一个系列。"主动健康系列""应急急救系列""就医问药系列""康养康复系列"，以及其他系列将在"十四五"期间陆续启动和出版。

3. 丛书建设有力贯彻落实"两翼论"精神，推动健康科普高质量创新发展。丛书除自身的出版传播外，还建立编写团队组建、遴选与培养的系列流程，开展了编写过程和团队建设研究，组建来自全国，老、中、青结合的高水平编者团队，并通过编写过程的管理努力提升作者的健康科普能力。丛书建设部分相关内容还努力申报了国家"十四五"主动健康和人口老龄化科技应对重点专项；以"《相约健康百科丛书》策划出版为基础探索全方位、立体化大众科普类图书出版新模式"为题，成功获得人卫研究院创新发展研究项目支持。

三、丛书创新特色

1. 体现科学性、权威性、严谨性。为做好丛书的顶层设计、项目实施和编写出版工作，保障科学性，成立丛书专家指导委员会、工作委员会和各分册编委会。

第十二届、十三届全国人大常委会副委员长，中国红十字会会长陈竺院士担任丛书专家指导委员会主任委员，国家卫生健康委员会副主任李斌、中国计划生育协会常务副会长于学军、中华预防医学会名誉会长王陇德院士、中国健康促进基金会荣誉理事长白书忠等担任副主任委员，三十余位院士应邀担任委员。专家们积极做好丛书顶层设计、指导把关工作，录制"院士说健康"视频，审阅书稿，甚至承担具体编写工作……他们率先垂范，以极高的社会责任感投入健康科普工作，为全国医务工作者参与健康科普工作树立了榜样。

人民卫生出版社、中国健康促进基金会、中国计划生育协会、中华预防医学会、中国科普研究所、全国科学技术名词审定委员会、健康报社、新华网客户端《新华大健康》等机构负责健康科普工作的领导和专家组成了丛书工作委员会，并成立了丛书工作组，形成每周例会、专题会、组建专班等工作机制，确保丛书建设的严谨性和高质量推进。

各系列各分册编委会均由相关学（协）会、医学院校、研究机构等领域具有卓越影响力的专家组成。专家们面对公众健康需求迫切，但优秀科普作品供给不足、科普内容良莠不齐的局面，均以极大的热忱投入丛书建设与编写工作中，召开编写会、审稿会、定稿会等各类会议，对架构反复研究，对内容精益求精，对表达字斟句酌，为丛书的科学性、

权威性和严谨性提供了可靠保证。

2. 彰显时代性、人民性、创新性。习近平总书记在文化传承发展座谈会上发表重要讲话，强调"在新的起点上继续推动文化繁荣、建设文化强国、建设中华民族现代文明，是我们在新时代新的文化使命"。丛书以"同中国具体实际相结合、同中华优秀传统文化相结合"理念为指导，彰显时代性、人民性、创新性。

丛书高度重视调查研究工作，各个系列都会开展面向全社会的问题征集活动，并将征集到的问题融入各个分册。此外，在正式出版前后都专门开展试读工作，以了解读者的真实感受，不断调整、优化工作思路和方法，实现内容"来自人民，根植人民，服务人民"。

在丛书整体设计和 IP 形象设计中，力求用中国元素讲好中国健康科普故事。丛书在全程管理方面始终坚持创新，在书稿撰写阶段，即采用人卫投审稿平台数字化编写方式，从源头实现"纸数融合"。在图书编写过程中，同步建设在线知识问答库。在图书出版后，实现纸媒、电子书、音频、视频同步传播，为不同人群的不同健康需求提供全媒体健康知识服务。

3. 突显全媒性、场景性、互动性。丛书采取纸电同步方式出版，读者可通过数字终端设备，如电脑、手机等进行阅读或"听书"；同时推出配套数字平台服务，读者可通过图书配套数字平台搜索健康知识，平台将通过文字、语音、直播等形式与读者互动。此外，丛书通过对内容的数字化、结构化、标引化，建立与健康场景化语词的映射关系，构建场景化知识图谱，利用人们接触的各类健康数字产品，精准地将健康知识推送至需求者的即时应用现场，努力探索克服健康科普"知易行难"这个最大的难题。

四、丛书的读者对象、内容设计和使用方法

参照《中国公民健康素养 66 条》锁定的目标人群，丛书读者对象定为接受九年义务教育及具备以上文化水平的人群，采用问答形式编写，重点选择大众日常生活中"应知道""想知道""不知道"和"怎么办"的问题。丛书重在解决"怎么办"，突出可操作性，架起大众对"预防为主"和"一般健康问题"从"为什么"到"怎么办"的桥梁，助力从"以治病为中心"向"以健康为中心"转变。

丛书是一套适合普通家庭阅读、查阅和收藏的健康科普书，覆盖日常生活中会遇到的常见健康问题。日常阅读，可以有效提升健康素养；遇到健康问题时查阅对应内容，可以达到答疑解惑、排忧解难的目的。此外，丛书还配有丰富的富媒体资源，扫码观看视频即可接收来自专家针对具体健康问题的进一步讲解。

《庄子·内篇·养生主》提醒我们："吾生也有涯，而知也无涯，以有涯随无涯，殆已！"如何有效地让无穷的医学知识转化为有限的健康素养，远远不止"授人以渔"这么简单，这需要以大型健康科普精品出版物为依托，培养一支高水平的健康科普作者队伍；需要积极推进相关领域教育、科技、人才三位一体发展，大力弘扬科学精神和科学家精神；还需要社会各界积极融健康入万策，并在此基础上努力建设健康科学文化，增强文化自信的建设力量，从而更好地为中华民族现代文明建设贡献健康力量。

衷心感谢丛书建设者们和读者们的大力支持，让我们共同努力，为健康中国建设和中华民族现代文明建设作出力所能及的贡献。

丛书工作委员会

2023 年 7 月

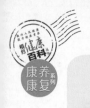

前　言

　　健康，是人类永恒的追求。在我们的日常生活中，骨关节的健康与运动损伤的预防及康复，无疑是这一追求中不可或缺的部分。本书为"相约健康百科丛书"康养康复系列的分册之一，致力于向广大读者普及骨关节与运动损伤的康复知识，帮助大家更好地维护自身健康。

　　骨关节，作为人体运动系统的核心，承载着身体的重量，并使我们灵活自如地进行各种活动。然而，由于伏案工作时间延长、人口老龄化加剧和运动方式多样化等，骨关节损伤与运动损伤的风险也在不断增加。很多人在遭遇这类损伤时，往往因为缺乏相关知识而手足无措，甚至因处理不当而导致伤情加重。

　　正是基于这样的现状，我们编写了这本书，希望通过简单易懂的语言，结合生动的图解和实例，向读者科普骨关节与运动损伤的基本知识、预防方法和康复技巧。无论你是热爱运动的年轻人，还是关注健康的中老年人，都能在这里找到适合自己的康养之道。本书首先从骨科康复能起到什么样的作用入手，让读者了解骨科康复和运动损伤康复的基本知识，进而探讨常见的关节伤病成因。在此基础上，我们详细介绍了各种康复方法，包括物理治疗、运动疗法、中医康复疗法等，帮助读者根据自身情况选择合适的康复路径。值得一提的是，我们特别强调运动的重要性。通过科学合理的运动安排、正确的姿势和热身运动，可以在很大程度上减少骨关节与运动损伤的风险。因此，

本书也专门设置了运动处方章节，为读者提供实用的康复预防策略和建议。

在编写本书的过程中，我们力求内容的科学性和实用性相结合，邀请了骨科医生、康复专家和物理治疗师共同参与，确保所提供的信息既准确又实用。同时，我们也注重文字的通俗性，以便让更多读者能够轻松理解和掌握。无论是已经受伤需要康复的读者，还是希望预防骨关节与运动损伤的读者，本书都将是一本宝贵的生活指南。

最后，我们要感谢所有为本书付出努力的编者和专家团队。正是因为他们的辛勤工作和无私奉献，才使得这本书能够呈现在大家面前。成书时间有限，如有疏漏还请读者海涵并提出宝贵意见。

周谋望　杨延砚

2024 年 4 月

目 录

第一章 为什么骨关节疾病与运动损伤
要看康复医学科

第二章　运动损伤康复怎么办

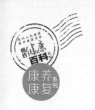

第三章 骨关节疾病康复怎么办

第四章 肩关节康复怎么办

第五章 肘关节康复怎么办

第六章 腕部及手部康复怎么办

第七章　髋关节康复怎么办

第八章　膝关节康复怎么办

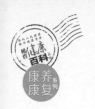

第九章　踝足康复怎么办

第十章 中医骨伤康复怎么办

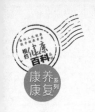

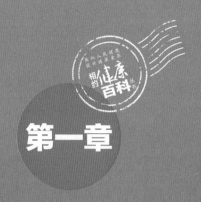

第一章

为什么骨关节疾病与
运动损伤要看康复医学科

1. 骨关节疾病与运动损伤
为什么要看康复医学科

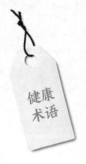

健康术语

关键词

康复医学科 骨关节疾病 运动损伤

康复医学： 是一门以消除和减轻人体功能障碍，弥补和重建人体功能缺失，设法改善和提高人体各方面功能的医学学科。运动疗法、作业疗法、言语疗法等是现代康复医学的重要内容和手段。

康复医学科与其他临床科室不同，我们的"敌人"不是疾病，而是由疾病和外伤引起的诸多功能障碍；我们的目标也不仅是"治愈"疾病，而是让患者重归家庭、重返社会。本文将提出一些指导意见，让您知道罹患骨关节疾病或出现运动损伤后，除了明确诊断和手术，其他大部分时候应该挂康复医学科。

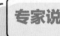 **专家说**

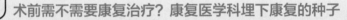

术前需不需要康复治疗？康复医学科埋下康复的种子

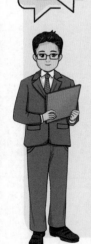

国内外大量研究证实，骨科常见择期手术，如颈腰椎手术、关节置换等，术前康复可以有效改善患者术后肢体功能，并减少并发症的发生，从而缩短治疗周期，减轻患者的经济负担。所以，当你准备做骨科择期手术的时候，可以先去康复医学科挂个号。

术后功能恢复不理想？骨科复查后首选康复医学科

骨科术后可能遗留疼痛、痉挛、肢体无力、站立不稳、跛行、不能洗澡/穿衣等各种问题，对于一些疾病如脊髓损伤、周围神经损伤等，手术仅能解除压迫，而神经恢复则是一个漫长的过程。康复医学科将综合应用运动疗法、物理因子治疗、手法治疗、作业疗法等各种方法改善以上功能障碍，也将为患者运用遗留的功能重返生活及改造生活环境等进行训练和指导。

术后就要做康复，莫待无花空折枝

骨关节或运动损伤术后应常规进行康复治疗。术后早期康复介入可以在很大程度上改善功能障碍甚至避免并发症，使患者能够更早、更好地重返正常生活。也就是说，手术之后尽早开始康复，可以为术后功能恢复提供更可靠的保障。

小病小灾不考虑手术？康复医学科帮您解决生活小烦恼

身体有一些毛病是再常见不过的了：用电脑久了出现颈椎痛/腰痛、走长路/上台阶膝盖痛、鼠标手、网球肘、五十肩、脚崴了好久还是疼痛肿胀、伤好了不知道该如何恢复锻炼……这些毛病可能还到不了手术的程度，康复医学科将运用一系列治疗手段，帮您解决生活小烦恼。

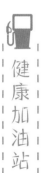

健康加油站

骨质疏松症需要挂康复医学科吗

骨质疏松症是老年人群和绝经后女性的常见问题，到门诊定期就诊，每年复查，综合利用药物、理疗、运动疗法进行治疗，将有助于患者改善骨质疏松状态及相关功能障碍，有效避免脆性骨折的发生。

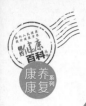

什么情况下需要就诊康复科

（周谋望　张元鸣飞）

2. 为什么**肌骨康复**如此重要

在临床治疗和康复评定的基础上，及时、适度、综合地开展康复治疗可达到下述目标：利于损伤组织良好愈合，促进损伤组织功能恢复、功能障碍的全面康复，预防局部及全身并发症，帮助患者早期生活自理及恢复工作。

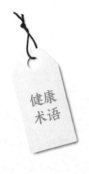

健康术语

制动：是骨科临床和康复医疗的保护性治疗措施，包括卧床休息、局部固定（石膏、夹板等）和神经阻滞。其主要作用：降低组织和器官功能消耗，相对减少代谢需求，因此可以保护受损组织和器官的功能或有助于功能障碍的恢复；减轻损伤局部的疼痛和肿胀，保护损伤组织的自然修复过程；减少在病情不稳定的情况下出现进一步损伤的危险。然而，临床实践应用制动措施时往往忽视其负面影响，特别是长期制动可能对全身功能产生影响，诸如出现坠积性肺炎、骨质疏松、静脉血栓、直立性低血压等问题，这不仅影响疾病的康复过程，而且会导致继发性功能障碍和并发症，影响治疗和康复过程，甚至危及生命。

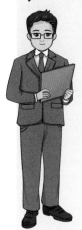

康复医学科医生总让我及早活动，不会影响骨折和韧带损伤的愈合吗

　　过早活动或不适当地活动确实会影响组织愈合，但是适时、适度地活动反而能促进骨折和韧带愈合！康复医学科和骨科进行学科合作，其中一个重要的内容就是寻找解除制动、开始活动的时机，从而在保证没有二次损伤的前提下，尽早开始活动，使骨皮质和新生的韧带更好地生长，同时尽量避免关节纤维化、静脉血栓形成、肌肉萎缩等因制动导致的并发症。康复医学科还有很多特殊的技术，可以让制动和活动有良好的过渡，比如保持关节相对静止而肌肉却在锻炼的等长收缩，再比如让断端逐渐适应应力的渐进负重等。

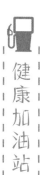

健康加油站

康复训练费时费力、有时还挺疼，这对我究竟有什么好处呢

　　良好的骨科康复除了可以获得很好的预防作用，还可以帮助患者恢复肢体功能，减少疼痛和不适感，提高生活质量。对于一些慢性骨科疾病，如关节炎、颈椎病等，康复训练可以帮助缓解症状、减轻患者的痛苦。通过骨科康复，患者可以更好地适应家庭和社会生活，提高工作能力和社交能力，更好地融入社会。

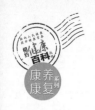

因此，骨科康复在骨科治疗中具有非常重要的作用。患者术后应积极配合医生进行康复训练，同时也要了解康复知识和技巧，以便更好地进行自我康复。

为什么要进行康复治疗

（周谋望　张元鸣飞）

3. 为什么**肌骨康复**
要做**评定**

康复评定指的是通过收集患者的病史，对某项功能实施检查和测量，从而对患者的各项功能障碍进行诊断并判断程度的过程。康复治疗始于评定而止于评定。康复评定可以确定障碍的层面、种类和程度，指导制订康复计划，判断疗效和预后，并预防障碍的进一步发展。

专家说

骨科康复常做哪些评定？应该在什么时候做

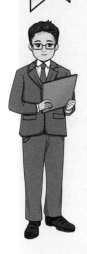

　　肌肉力量、关节活动度、肌张力、平衡、步态、关节的整体功能、日常生活活动能力、社会参与能力等都是骨科康复常做的评定。在康复治疗之前，第一步是康复评定，之后根据评定结果才能设定康复目标、制订治疗计划。康复治疗过程实际上是一个通过定期的康复评定来制订、实施、修改和完善治疗方案的过程。康复评定贯穿于康复治疗的全过程。任何一个治疗方案的产生和确定均以康复评定结果和结论为依据。在经过一阶段治疗后进行疗效评定时，根据患者运动障碍有无改善或改善多少，决定是继续治疗还是进一步修改治疗计划，或者结束原治疗方案。

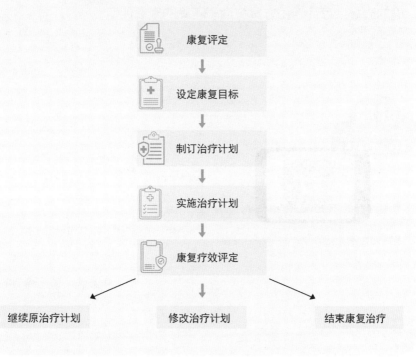

康复评定
↓
设定康复目标
↓
制订治疗计划
↓
实施治疗计划
↓
康复疗效评定
↓
继续原治疗计划　　修改治疗计划　　结束康复治疗

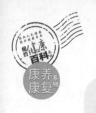

康复评定结果准确，治疗目标才能明确，治疗计划才能准确

如果康复评定结果不准确，不仅会使康复医师在设定康复治疗目标时发生根本性错误，也会使患者抱有幻想，抑或悲观失望，对治疗失去信心。

康复评定结果准确对制订康复计划更有指导意义，以关节活动受限为例，如果关节活动受限是由皮肤、关节或肌肉组织因长期制动造成的短缩引起的，牵张短缩的组织就是改善和扩大关节活动范围的主要手段；如果活动受限是水肿、疼痛、痉挛或肌力下降所致，主要治疗策略则应是纠正基础病变，同时预防由于基础病变使关节制动并由此继发关节活动范围减小与丧失；如果活动受限的原因是骨性关节强直和长期挛缩，则非手术治疗均无效，康复治疗将以教给患者代偿技术或方法为主。由此可见，正确的康复治疗计划和方案来源于正确的康复评定！

老年人的康复治疗主要针对哪些疾病

（周谋望　张元鸣飞）

4. 康复治疗有哪些基本原则

康复治疗应遵循个体化原则、早期康复介入原则、多学科合作原则和循序渐进原则。

专家说

跟我一块儿做手术的病友，为什么他的进度总比我快，练的内容也不一样

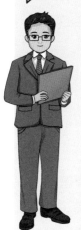

每位患者的条件和需求各不相同，因此医生进行康复治疗时需要根据患者的具体情况制订个体化的治疗计划。这意味着需要对患者进行详细评估，以骨折为例，评估内容包括骨折严重程度、患者的身体状况及骨折的复杂性等因素，以便为患者制订最适合他们的治疗方案，这就是康复的个体化原则。

我刚做完手术就有康复医学科的医生和治疗师指导我做动作了，这会不会太早了

骨科康复治疗方案的制订与实施，应在参考损伤组织愈合时间的基础上，以患者的临床诊治情况为依据，适时开展早期康复或术后康复。以骨折为例，随着骨科固定器械的革命性进步，临床开始以内固定替代外固定，从而使患者不受限于骨折愈合的状态，使

早期康复介入　多学科合作

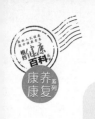

损伤局部以外的部位可以在骨科术后即开始活动，有效地预防了相应的运动系统并发症。对于易发生关节挛缩的韧带肌腱术后患者，组织愈合仍主要依赖于手术重建及外固定制动。但目前已经能够对其术后早期关节活动程度进行分析和评估，故可开展早期术后运动治疗。

来了康复医学科才发现，为我治疗的不仅有医生和护士，还有治疗师

骨科康复治疗需要多学科的专业合作，包括骨科医生、康复医学科医生，还有物理治疗师、作业治疗师、假肢矫形器师，甚至还有心理治疗师、药剂师、社会工作者等。多学科团队可以提供全面的评估和治疗方案，确保患者获得最佳的康复效果。

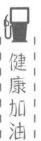

健康加油站

康复治疗师是什么

对于骨科康复而言，康复治疗师是在康复医疗机构工作、为患者进行康复治疗的专业技术人员。其主要职责是为患者进行物理治疗和作业疗法，设计制做假肢和矫形器，促进其康复。具体来说，康复治疗师使用身体运动和各种物理因子（电、光、热、冷、水、磁、力等）作为治疗手段，进行神经肌肉和骨关节运动功能的评估与治疗训练，以及减轻疼痛。同时，他们还采用日常生活活动训练、手工艺治疗、认知训练等作业疗法，对患者进行细致功能、认知功能、居家及社会生活能力等评估和治疗训练，以促进患者的身心康复，帮助他们重返社会，提高生活质量。

术后我觉得已经不太疼了，我是不是可以恢复工作了

并不是，功能恢复需要循序渐进，医生需要根据患者的具体情况制订合理的康复计划，从不肿、不疼，到满足日常生活，再到恢复工作，再到恢复运动，都需要不同的康复治疗。康复过程中动作要轻柔，避免暴力，不可操之过急。在康复过程中要保证患者的安全，避免暴力康复导致二次损伤。

（周谋望　张元鸣飞）

5. 为什么医生总让我练力量

肌力是我们日常生活活动的基础，肌力训练是增强肌力的主要方法。肌力训练使人体的相对力量增加，提高肌肉的收缩速度和爆发力。肌力训练具有防治各种原因引起的肌肉萎缩、促进骨关节疾病或运动损伤后肌力恢复及矫治关节畸形、维持关节稳定等重要作用。此外，肌力训练也是预防运动损伤、提高平衡和协调能力的基础。肌力下降患者常常可以通过肌力训练使肌力恢复正常，不能达到正常者也可以通过肌力训练达到代偿、增强运动能力的目的。

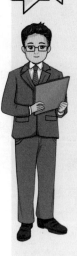

专家说 哪些人群需要做肌力训练？不练会怎么样

失用性肌萎缩是指由于制动及无功能状态导致以生理功能衰弱为主要特征的综合征。由于肌肉活动减少，肌原蛋白含量降低，从而导致肌纤维萎缩和肌肉力量减退，常见于骨关节疾病、骨关节损伤术后及长期卧床的患者。燕铁斌在《物理治疗学》中提及，在完全卧床休息的情况下，正常人的肌力每周减少10%~15%，每天减少 1%~3%。如卧床休息 1 个月，肌力可减少 50%，同时肌肉出现失用性萎缩；肌肉耐力亦逐渐减退，肌肉容积缩小，肌肉松弛，肌力和肌耐力下降。失用性萎缩通过适当的运动训练，肌肉的容积可以恢复，肌力和肌耐力可逐渐恢复。如果长期制动，韧带得不到牵拉而逐渐缩短，以及关节周围肌肉失去弹性，就会形成挛缩畸形。

肌力训练怎么练

肌力训练包括肌力和肌耐力两个概念。肌力是指肌肉一次收缩所能产生的最大力量。肌耐力是指肌肉持续维持收缩，或多次反复收缩的能力。肌力训练是指在康复过程中，通过主动运动的方式，采用不同的肌肉收缩形式恢复或增强肌肉力量的训练。肌力训练最常见的方式是抗阻训练，抗阻训练是指患者在肌肉收缩过程中，需要克服外来阻力完成运动的一种训练方法。抗阻训练对增强肌力最为有效。应注意选择正确的运动量和训练频率，掌握正确的负荷，训练的过程中应保持无痛训练，并且避免代偿运动。训练的目的不同，训练方案也不一样，具体方案需找专业的康复医生制订个性化的运动处方。

（吴茂厚）

关键词

关节僵硬　关节松动术　关节运动

6. 为什么要做**关节松动术**

关节松动技术是一类用于改善关节功能障碍（如疼痛、活动受限或僵硬等）的手法治疗技术，具有针对性强、见效快及患者痛苦小、容易接受等特点，是一项重要的现代康复治疗技术。骨关节疾病或运动损伤常导致关节疼痛、活动受限，制动或手术后易出现关节粘连、僵硬，关节松动术可以减轻关节活动时的疼痛，预防关节粘连，改善关节的无痛活动范围，促进关节功能的恢复。

专家说

关节僵硬就要硬掰？关节松动术需由专业的康复治疗师操作

关节运动其实包含生理运动和附属运动两部分。简单来说，生理运动是指关节在生理范围内完成的活动，可以由患者主动完成，也可以由治疗师被动完成，

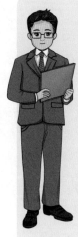

在关节松动术操作中，生理运动就是一种被动运动。附属运动是指关节在允许范围内完成的活动。附属运动是维持关节正常活动不可缺少的一种运动，一般不能通过关节的主动活动来完成，需要由其他人或通过健侧肢体的帮助才能完成。两者关系密切，活动肢体向右屈曲时，关节附属运动为活动端沿关节面向左滑移。

当关节因疼痛、僵硬而限制活动时，其关节的生理运动和附属运动都有可能受到影响。如果生理运动恢复后，关节仍有疼痛或僵硬感，则表明关节的附属运动可能尚未完全恢复正常。治疗时通常在改善关节的生理运动之前，先改善关节的附属运动；而关节附属运动的改善，又可以促进关节生理运动的改善。"硬掰"只是针对生理运动的暴力操作，往往伴随着剧烈的疼痛和损伤，甚至出现肌腱撕裂或骨折，通常其结果是适得其反的。向右硬掰时，因关节的附属运动障碍，活动端不能沿关节面向左滑移，关节的右侧被挤压、左侧被牵拉，产生疼痛，甚至损伤。所以，关节活动障碍切忌硬掰，应由专业康复治疗师进行详细评估，制订关节松动术方案，无痛改善关节活动范围。

（吴茂厚）

7. 为什么要**训练本体感觉**

本体感觉是指运动器官本身在运动或静止状态时产生的感觉。在运动中主要体现在肌肉、肌腱、韧带及关节的位置觉、运动觉、负重感觉等方面。本体感觉的产生主要依赖本体感受器，它们存在于关节周围的韧带、肌腱、皮肤等组织中。一旦关节扭伤或周围韧带损伤，本体感受器也会受到伤害从而影响运动能力和运动表现。

关键词

本体感觉 本体感受器

举个例子说明本体感觉的重要性

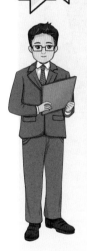

专业运动员需要具备高度的本体感知能力以满足比赛的要求，下面以羽毛球运动为例。选手需要准确地感知自身在球场上的位置，保证能够迅速移动到对手的发球范围内；还需要在瞬息万变的比赛场景中感知到球的位置、球的速度和球旋转情况，以便及时实施最佳的击球策略。同时，要求选手在击球的瞬间保持稳定的平衡。一场羽毛球打下来，方方面面都离不开本体感觉的输入、输出，所以本体感觉受到影响，一定会导致运动能力整体下降。

运动损伤后促进本体感觉恢复的小妙招

首先，刺激皮肤通路，可以利用筋膜球、泡沫滚轴或弹力绷带这些小工具给关节周围的皮肤增加压力和刺激。其次，给受伤的关节进行被动活动，在活动结束时给关节施加一定压力，让患者闭眼

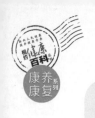

体会关节的位置。这样可以很好地刺激关节周围韧带和关节囊内的本体感受器，使其活跃起来。还可以使用各种平衡板、平衡软垫、平衡飞盘，以提供不稳定的平面，在失去平衡的条件下进行双脚或单脚站立练习，同时可以打开或关闭视觉通路，也就是睁眼或闭眼循环练习。注意训练时一定要有人在一旁保护，避免发生意外。

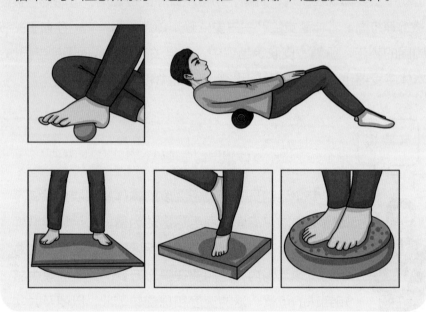

（吴同绚）

8. 如何**牵伸**更**有效**

牵伸是指运用外力（人力或使用器械）拉伸肌肉、韧带、关节囊等软组织，增加其柔韧性、降低肌肉张力、改善血液循环和本体感觉，从而达到提高关节活动度、减轻疼痛的目的。牵伸练习是运动损伤后恢复关节正常活动常用的技术手段，也是运动训练前后必不可少的环节。

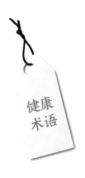

健康术语

易化牵伸：是以本体感觉神经肌肉促通技术为基础的一种牵伸方法。易化牵伸是由被动牵伸或主动牵伸助力完成的，有两种主要的类型，保持‐放松技术和收缩‐放松技术。这种技术强调了主动牵伸而不是被动牵伸，可以在短时间内明显改善柔韧性。

专家说

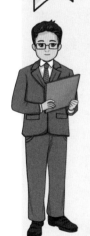

牵伸前热身，事半功倍

时间 10~15 分钟，强度不大、轻松的热身活动可以使肌肉温度升高、软组织的血液循环增加，促使关节内滑液的分泌，增加神经传导速度，更有效地协调关节周围的肌肉，比直接进行牵伸更有效，同时可以减少牵拉带来的损伤。

运动前牵伸好，还是运动后牵伸好

我们认为理想的方法是动态热身后牵伸一次，再进行运动，结束后牵伸一次以整理身体。运动开始前牵伸是为了达到肌肉最佳的工作长度，充分调动神经对肌肉的控制，提前协调好各部分的关系。运动后的牵伸是使肌肉恢复到最佳的静息长度，为下一次运动提供有力保障。

关键词

牵伸练习　本体感觉

牵伸练习时应该感觉到疼吗

举个例子，在牵拉大腿后群肌肉时，大腿后侧随着动作幅度的增加出现了明显的疼痛，这时身体的自然反应是收缩肌肉紧张起来，防止进一步被拉长，如果继续维持或加强动作可能会出现损伤，所以也不是越疼就越有效。当然在这个过程中如果其他地方先出现了疼痛，如腰比大腿后侧先出现了疼痛，则应该立即停止练习，请专业人员纠正动作或在专业人员监督下练习，不可冒进。

自己如何把握牵伸的尺度

在自行练习的过程中，牵伸某组织时以刚开始有一些阻力出现，但是并没有明显的不适或疼痛为最佳尺度。还有一点要提醒大家，每个人的柔韧性不同，每个人每天的状态也不尽相同。在练习中切忌与他人攀比，练习不是赛，需要长期的累积训练才能发生质的飞跃。

（吴同绚）

9. 为什么要**训练平衡**

平衡是人类的一项基本运动技能，在日常生活中站立、行走、取物品等动作都需要有一定的平衡能力才能完成。在体育活动中使身体保持稳定、动作精准有效亦需要更高水平的平衡能力作为基础。运动损伤后想要恢复伤前的运动能力，降低再次出现损伤的风险，平衡训练十分关键。

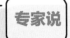

人体是如何保持平衡的呢

人体在各种环境中保持身体的平衡，需要感觉系统和运动系统共同参与，其中包括了视觉系统、前庭系统、躯体感觉系统、骨骼肌肉系统。中枢神经系统这个"司令"，对从感觉系统收集的信息进行分析、整合后下达新的指令，运动系统接收到信号后将身体重新调整到合适的位置或通过调节机制建立新的平衡。

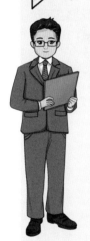

哪些部位损伤后需要进行平衡训练呢

所有涉及脊柱及下肢的骨折、关节炎、韧带损伤、肌肉疾患都需要进行平衡训练。一些因跌倒引起肩、肘、腕骨折的老年人，也应进行平衡训练，以减少因平衡能力下降而再次出现损伤的风险。

何时开始平衡训练

涉及脊柱及下肢的问题，一旦损伤部位允许完全负重就可以开始平衡训练了，具体的时间和训练内容要由专业医生经过评估后决定，不可轻举妄动。开始训练前可以到康复医学科进行平衡能力测试，根据治疗师的训练计划按部就班练习。

关键词 平衡训练 运动技能

平衡训练可以居家完成吗

通常来讲，平衡训练是可以居家完成的，因为有一定的风险，所以训练时最好有家属在旁边保护，或者在周围有稳定的支撑平面，如墙面、桌面、窗台、床面等区域内练习，以做到万无一失、有备而练。一些家中现有的物品也可以作为平衡训练的小帮手，例如带有靠背的椅子可以辅助支撑；沙发靠垫或枕头可以提供不稳定的平面，增加训练难度；穿衣镜可以提供视觉反馈，降低训练难度。因地制宜，就地取材，随时都可以练起来！

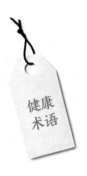

健康
术语

平衡测试仪：是近些年发展起来的定量评定平衡能力的一种测试仪器。这类仪器采用高精度的压力传感器和电子计算机技术，整个系统由受力平台、电子计算机、专用软件构成。通过系统控制和分离各种感觉信息的输入，用来评定躯体感受、视觉、前庭系统、运动系统对于平衡的作用及影响。

（吴同绚）

10. 为什么建议我做**理疗**

理疗，即物理因子治疗，是应用天然或人工的物理因子作用于人体以治疗疾病和康复的方法。常见的物理因子有电、光、声、磁、冷、热、水、力等。物理因子治疗不仅具有消炎镇痛、镇静安眠、兴奋神经和肌肉、改善血液循环、调节自主神经及内脏功能、松解粘连及软化瘢痕等作用，还可以通过功能性刺激促进运动功能恢复，提高活动能力和社会参与能力，是现代康复治疗的重要组成部分。

关键词

理疗

理疗有什么作用

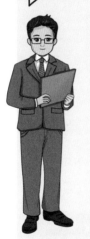

根据物理因子的种类和技术参数不同，临床常见治疗作用包括以下几方面。①消炎：由各种病因引起的急、慢性炎症，都可以采用不同的理疗方法进行治疗。②镇痛：损伤、炎症、缺血、痉挛、肌力不平衡及精神因素，均可引起疼痛。物理因子疗法可以有针对性地进行治疗。③兴奋神经和肌肉：利用低、中频电流引起运动神经和肌肉兴奋，用于治疗周围神经麻痹及肌肉萎缩。④缓解痉挛：热能降低肌梭中传出神经纤维的兴奋性，使牵张反射减弱、肌张力下降。⑤软化瘢痕、消散粘连：石蜡疗法、超声波疗法有明显软化瘢痕和消散粘连的作用。⑥加速伤口愈合：小剂量紫外线照射，在防止和控制伤口感染的同时，还能刺激肉芽组织生长，加速上皮搭桥和创口愈合过程。⑦加速骨痂形成：燕铁斌在《物理治疗学》

中指出，弱直流电阴极、经皮电刺激神经疗法、干扰电疗法和脉冲磁场，均能促进骨质生长、加速骨折愈合。治疗效果与物理因子的选择、采用的方法、剂量、治疗部位等有密切关系，要结合患者的具体情况认真研究，有的放矢，方能取得理想效果。

既然理疗的作用这么多，我是不是只做理疗就好了

在骨关节疾病和运动损伤的康复治疗中，理疗有不可替代的作用，但理疗也不能代替其他康复治疗手段，只有全面评估、综合应用各种康复手段，才能促进运动功能。

在康复科，你会接触到哪些治疗

（吴茂厚）

11. 为什么提倡**运动疗法**

运动疗法是指利用器械、徒手或患者自身力量，通过主动或被动的运动方式，对患者进行躯干、四肢的运动、感觉、平衡等功能训练，以增强或维持人的躯体、心理和社会功能，达到促进健康和疾病康复目的的训练方法。

运动疗法有什么作用

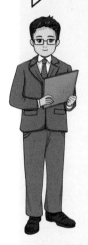

1. 维持和改善运动器官的功能 运动治疗可以促进全身血液循环，促进关节滑液的分泌，牵伸挛缩和粘连的软组织，增强肌肉的力量和耐力，提高平衡和协调能力，预防和延缓骨质疏松。

2. 增强心肺功能 运动可以促进身体的新陈代谢，使心肺功能水平高于休息水平几倍，甚至几十倍。

3. 促进代偿功能的形成和发展 对某些功能难以完全恢复的患者，通过对健侧肢体或非损伤组织的训练，可以发展其代偿能力，以补偿丧失的功能。

4. 提高神经系统的调节能力 适当运动可以保持中枢神经系统的兴奋性，改善神经系统反应性和灵活性，发挥对全身各个脏器的调整和协调能力。

5. 增强内分泌系统的代谢能力 主动运动可以促进糖代谢，减少胰岛素分泌，维持血糖水平；增加骨组织对钙、磷的吸收。

6. 调节精神和心理 燕铁斌在《物理治疗学》中指出，适度运动可以对精神和心理产生积极的影响。

运动疗法是不是自我锻炼就好

运动疗法强调患者主动参与，但仅靠自我锻炼往往达不到预

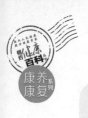

期的治疗效果。尤其是骨关节疾病或运动损伤的患者，往往因为运动不当导致疼痛产生或加重，或无法有效锻炼患肢 / 关节，达不到改善运动功能的目的。经过康复治疗师全面评估，制订个体化的运动处方，并在监督和指导下完成，才能实现安全、快速康复的计划。

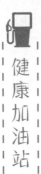

健康加油站

骨关节炎患者可以运动吗

骨关节炎是一种严重影响患者生活质量的关节退行性疾病，正确、合理的运动疗法和物理治疗可以促进局部血液循环、减轻炎症反应，达到减轻关节疼痛和改善关节功能的目的。骨关节炎的基础治疗主要包括健康教育、运动治疗、物理治疗和行动辅助支持治疗。

（吴茂厚）

12. 为什么还有**作业疗法**

作业疗法是应用有目的的、经过选择的作业活动，对身体、精神或发育上有功能障碍或残疾，以致不同程度地丧失劳动力或生活自理能力的患者，进行评价、治疗和训练的过程，是一种康复治疗方法。

作业疗法的目的是让患者最大限度地恢复，或者提高其独立生活和劳动的能力，以提高其生活质量，满足其为自己、家庭、社会作出贡献的愿望。

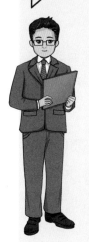

专家说

作业疗法有什么作用

1. 促进机体功能的恢复　包括肌肉力量、关节活动度、皮肤感觉、手指灵活性、肢体协调性等，预防肌肉萎缩、关节僵硬、畸形等并发症。

2. 促进肢体残余功能最大限度地发挥作用。

3. 改善精神状况　作业疗法可以减轻残疾者或患者的抑郁、恐惧、愤怒、依赖等心理异常和行为改变。

4. 提高日常生活能力　在日常生活能力训练中，可以提高其翻身、起坐、穿衣、进食、个人卫生、行走等生活自理能力。作业疗法对功能障碍患者的康复有重要价值，可帮助患者恢复或改善肢体运动，改变异常的运动模式，提高生活自理能力，让患者尽快回归家庭和社会。

作业疗法怎么做

1. 日常生活活动训练　为了满足日常生活的需要，包括进食、更衣、个人卫生（洗脸、刷牙、梳洗头、如厕、穿脱衣物等）以及转移、行走等训练。

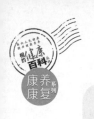

2. 治疗性作业活动　治疗师根据患者的不同情况将训练巧妙地贯穿到丰富多彩的活动中，如套筒、推磨砂板甚至虚拟游戏等，起到扩大关节活动范围、增强肌力及耐力、改善平衡协调能力及增强机体整体功能水平等作用。

3. 文娱活动　和文化、娱乐相关的群体性社会活动，如棋牌类、球类游戏等。

4. 职业性活动训练　通过职业康复训练及标准化评估系统，对患者进行身体和精神方面的能力测定、评价，通过实际工作训练提高患者适应社会的能力，为其复职创造条件。

5. 认知功能训练　将心理学专业理论、范式与游戏化思维相结合而设计的一系列训练系统，包括注意力、定向力、记忆力及问题解决能力等方面的训练。

（吴茂厚）

13. 康复助行器您会用吗

帮助下肢功能障碍的患者减少负重、辅助支撑体重、在站立和行走中维持身体平衡的器具统称为助行器。其主要作用是保持身体平衡，减少下肢受力，缓解疼痛，改善步态，提高步行功能。从康复专业的角度，我们将其分为两大类，一类是助行架，另一类为杖类助行器，例如生活中比较常见的腋拐、肘拐、手杖等。

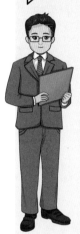

助行架好用吗

因为助行架通常有四条腿支撑，与其他助行器相比，其支撑面积大、稳定性好，但是架子自身重量大、不易携带，并且使用空间需要相对宽敞、地面需平坦。比较适合上了年纪且平衡功能差的人，例如髋、膝关节置换术后的老年人；或者是上肢力量较弱，无法安全使用拐杖的人群。使用助行器前应特别检查折叠关节、调节钮、脚端橡皮帽是否完整、牢固，以防万一。

腋拐就应该架在腋下吗

错。腋拐的顶部配有海绵垫，与腋窝之间应有5cm 或是使用者三横指的距离。使用的正确位置是将拐杖顶部抵在侧胸壁处，同时收紧肩部和背部肌肉支撑身体，时刻保持挺胸抬头。若将腋拐架在腋下，则有压迫神经的风险。

如何将腋拐调整到最佳使用状态

几个数据要记牢。简单的方法是用身长减去41cm即为腋拐的长度，直立时胯骨轴的高度为扶手的位置，此时大臂与小臂夹角约150°，拐杖底端置于小脚趾前外侧 10~15cm 处，注意以上数据需要穿鞋测量。

助行器　助行架　拐杖

手杖适合谁

当下肢支撑能力可以达到体重的95%，也就是双下肢基本可以完全负重，并且能够独立步行，可以选择手杖来增加稳定性。一般来说，手杖与地面接触为单点、三点或四点。手杖通常在健侧使用，举个例子，如果是左踝关节扭伤，建议右手握手杖辅助步行，千万不能搞错。

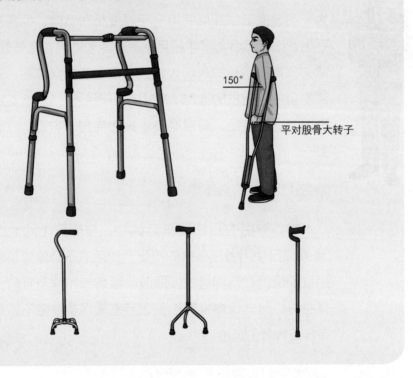

150°

平对股骨大转子

（吴同绚）

14. 受伤后**支具**应该**怎么用**

　　支具这个词想必大家都不陌生，有人扭伤了腕关节会戴护腕保护一下，不小心摔折了腿，急诊科医生会先打个夹板固定住，在医学上，像护腕、夹板这样的支具有个专业术语——矫形器。有些矫形器需要在医院量身定制，有些是成品，在市场上可以买到。矫形器有很多种类，按照部位不同，一般分为脊柱和头颅矫形器、腹部矫形器、上肢矫形器及下肢矫形器。常见的有围领式颈托、弹力围腰、加固型护腕、可调膝关节矫形器、弹力性护踝等。

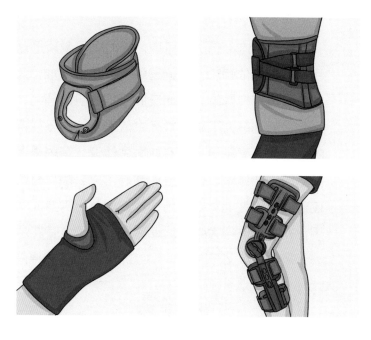

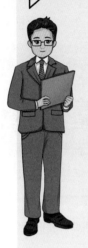

什么时候需要佩戴矫形器

运动时为了减小受伤概率、保护关节软组织，可以佩戴防护性支具；当软组织受伤时，为了进一步保护组织、缓解疼痛、促进愈合，也可以佩戴固定强度更高的矫形器；为了矫正畸形，控制畸形进一步发展，脊柱侧弯患者可以佩戴量身定做的矫形支具；骨折后为了保护骨折断端、限制异常活动，在第一时间需要使用外固定夹板；神经损伤后，肌张力降低、关节松弛无力，为了保留日常生活功能，需要将关节维持在功能位上，等等。由此可见，需要使用矫形器的地方还真不少。

矫形器这么有用，能一直佩戴吗

不行！这种想法不可取。长时间佩戴矫形器会让我们的身体依赖它，也就是戴上容易摘掉难，久而久之会造成不良影响，例如皮肤受损、肌肉萎缩、关节僵硬、运动能力下降，并产生依赖心理。佩戴矫形器的时间和频率需要遵照专业医生建议，有些患者下地负重时需要佩戴，在床上活动时可以去除；有些患者在疼痛的急性期需要使用，恢复期就不需要或间断使用；有些在进行大强度运动时需要佩戴；有些矫形器一天需要佩戴 22~24 小时，生活中尽量不摘掉并且连续几个月。

佩戴矫形器需要注意哪些问题

首先，需要保证位置正确，例如膝关节前交叉韧带重建术后需要佩戴卡盘式夹板，很多患者不能将卡盘的中心与膝关节的中心对应，这样会使屈膝角度不准确。其次，要检查佩戴的松紧程度，过紧会导致局部血液循环异常，引起组织压疮或出现肢体麻木、无力、疼痛、肿胀等症状；过松则会影响固定效果，容易发生危险。一般矫形器与皮肤接触的地方需要使用纯棉衬垫加以保护，并且保持皮肤清洁、干燥。最后一点要牢记，未经医生允许，不得擅自改造或拆除矫形器。

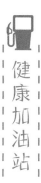

健康加油站

青少年特发性脊柱侧弯患者
都需要佩戴矫形器吗

进行保守治疗的患者是否需要佩戴矫形器主要受两方面因素影响，一是角度，二是年龄。主弯≥25°，年龄处于生长发育期的患者建议佩戴个体化定制的矫形器。术后患者则根据手术的具体情况和医生的建议使用矫形器。

（吴同绚）

15. 有**疼痛**，为什么不能自行服用**镇痛药**

　　无论是车祸伤、高处坠落伤等高能量创伤，还是摔伤、崴脚等低能量损伤，抑或没有外伤，都有可能出现肌骨系统相关的疼痛，以上情况均不建议自行服用镇痛药。首先，镇痛药可能掩盖真实伤情或病情，从而干扰医生的准确判断。其次，不同损伤或疾病、不同程度的疼痛需要选择不同的镇痛药，药物选择不当会影响治疗效果。最后，镇痛药大多数存在一定的不良反应，选择不当会引发其他医疗问题。因此，出现疼痛正确的做法是尽快就医，在医生的指导下接受规范诊疗。

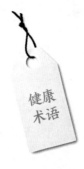
健康术语

　　生命体征：是维持人体正常生命活动的基础，主要包括体温、脉搏、呼吸和血压四大项。这些生命体征都有一个正常范围，在正常范围内，人体的生命活动是正常的，否则就可能生病甚至死亡。1995 年，美国疼痛学会主席 James Campbell 将疼痛定义为"第五生命体征"，彰显了疼痛对于人类健康的严重影响程度。

专家说

疼痛是什么

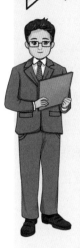

疼痛是由现有或潜在的组织损伤引起的不愉快的躯体感觉和情感体验。其包含两层含义：首先，明显的伤、不明显的伤、潜在的伤都可以导致疼痛，说明疼痛对人体有非常直接的保护作用，其出现可以提醒人们远离危险，"无痛人"更容易受伤的道理就在这里。而疼痛的性质、部位、范围、程度可以帮助医生对病情做出准确判断，如果自行镇痛，既有可能因疼痛减轻而忽视伤情的严重性，还有可能漏掉不明显的、潜在的伤，从而耽误诊治。其次，疼痛既是身体感受，也是心理感觉，可能因心理原因被夸大或忽视，"看着都疼"不一定是真的疼，"还能忍"也不代表没有大问题。

镇痛药可能有哪些不良反应

常用的镇痛药包括非甾体抗炎药、阿片类镇痛药、解痉镇痛药、抗焦虑类镇痛药等。不同药物可能引起不同的不良反应，如胃肠道反应、过敏反应、中枢神经系统反应、肝肾功能损害、心血管系统反应、血液系统反应等，阿片类镇痛药还有成瘾性。因此，必须谨慎选择镇痛药并密切关注可能出现的不良反应，千万不能饮鸩止渴。

（杨延砚）

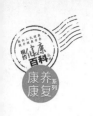

16. 为什么医生总问我
疼痛有几分

"您有多疼？"这是康复医学科患者经常被问到的问题，也是最简单的疼痛评定。准确、全面的疼痛评定可以帮助医生判断患者疼痛的原因、部位、性质等，从而做出准确诊断；还有助于医患双方了解疼痛对患者日常生活影响的程度，从而制订更为合理的康复目标和诊疗方案、判断治疗效果，并据此随时调整诊疗方案。

专家说　所有人都必须知道的疼痛评定

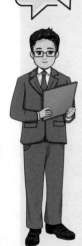

能够准确描述自己的疼痛是每个人都要具备的基本医学沟通技能。常用的疼痛评定有以下几种。

视觉模拟评分法（VAS）：使用一条 10cm 长的直线，一端表示无痛，另一端表示极痛。患者根据自己的疼痛强度选择直线上的某一点，用 0~100 的数字表示疼痛程度。

数字分级评分法（NRS）：使用 0~10 的数字表示疼痛强度，0 表示无痛，10 表示最剧烈的疼痛。患者根据自己的疼痛感受选择一个数字进行评分。这种方法比较简单、直接，且符合中国人的习惯。

口述分级评分法（VRS）：又称言语评价量表，由一系列描述疼痛程度的形容词组成，如轻度疼痛、中度疼痛、重度疼痛等。患者根据自己的疼痛感受选择相应的描述词。

面部表情疼痛评分量表法（FRS）：通过观察患者的面部表情来判断疼痛程度，适用于不能表达自己感受的患者，如儿童、老年人或存在交流障碍的患者。

其他评定方法：如功能活动评分法、麦吉尔疼痛问卷法等，各有特点，可以根据患者的具体情况和评定目的进行选择。

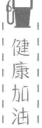

健康加油站

麦吉尔疼痛问卷

麦吉尔疼痛问卷是由加拿大麦吉尔大学的 Melzack 于 1975 年正式发布的疼痛评估工具，涵盖的内容包括：疼痛的部位；感觉项，需要描述疼痛的性质（跳痛、刺痛、痉挛痛等），以及对受试者情感的影响（疲惫、厌烦、恐惧等），两者都需要评定程度（无、轻度、中度、重度）；视觉疼痛评分；当下的疼痛程度（无痛、微痛、不适、难受、可怕、极痛）。

比疼痛更痛苦的，是有苦说不出。能够准确描述自己的疼痛，让人"懂我"，疼痛似乎也能减轻一些呢！

（杨延砚）

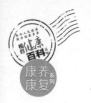

17. 为什么不能**反复打封闭**

关键词

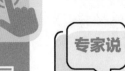

局部封闭 超声定位 康复治疗

　　"我之前这里痛，都是打了一针就好了，为什么这次不建议打？"原因很简单，因为您已经打了很多次，症状还在反复，这就说明打封闭只能短期缓解疼痛症状，不能阻止病情反复。局部封闭治疗与康复治疗相结合，才可能保证长期疗效。

专家说 局部封闭治疗可以用，超声定位技术让治疗更精准

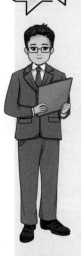

　　局部封闭治疗是一种将药物注射进身体软组织内以达到治疗目的的治疗方法，主要适用于无菌性炎症引起的疼痛，如肌腱炎、腱鞘炎、韧带炎、滑囊炎等。局部封闭治疗使用的药物通常是局部麻醉药和激素类药物的混合液，前者可以起镇痛作用，后者可以消除炎症、松解局部粘连。目前，很多医院开展了超声引导下药物注射技术，在超声成像的辅助下进行精准定位和可视化操作，既保证了治疗效果，又减少了并发症。

反复局部封闭治疗须谨慎

　　虽然局部封闭治疗效果明确，但反复治疗可能会增加一些副作用和潜在风险，如局部组织萎缩、皮肤色素沉着、肌腱自发断裂、感染等。为了治疗腱鞘炎打封闭，结果导致感染或自发性肌腱断裂，就太不划算了。因此，尽量不要选择反复局部封闭治疗，尤其是短期内反复治疗。

> **局部封闭治疗先行，康复治疗跟进，才是优选方案**
>
> 不能反复打封闭，但是疼痛反复，该怎么办呢？其实，局部封闭治疗只是治疗肌腱炎、腱鞘炎、滑囊炎等慢性运动损伤的第一步，疼痛缓解后，还需要及时跟进康复治疗。改善生活方式，避免过度、错误地使用骨关节；通过一系列的运动训练增强局部肌肉力量、改善软组织柔韧性；在后续的运动中注意加强热身、佩戴护具等运动保护措施，采取这一系列措施，才能真正保证远期疗效。

（杨延砚）

18. 为什么**医生说我好了**，我却还是**不能恢复运动**

运动损伤，经过一段时间治疗，所有医生都说好了，可我就是没办法恢复运动，这是怎么回事呢？别担心，这个时候的您很可能出现了"恐动症"。也就是说，这个时候的您很有可能是不敢运动，而不是不能运动。在康复专业人员的指导和陪伴下，确定身体的功能情况，一步步增强运动自信，自然就能逐渐恢复到运动状态了。

专家说

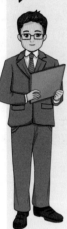

关键词

运动损伤　恐动症　运动自信

恐动症很常见，您不是一个人

恐动症的概念最早由 Kori 等学者于 1990 年提出，此后逐渐被广泛应用于慢性疼痛患者和外科术后患者的康复过程中。之所以"广泛"，是因为这种问题非常常见。所以，出现恐动症，一定不要藏着掖着，更不必紧张、焦虑，正视它，在医务人员的帮助下制订针对性的治疗方案，最终一定会拨云见日。

客观评定运动功能，用数字增加信任

如果您对医务人员的经验不能完全信任，那么，就让数字说话吧！在康复医学科有各种各样的评定方法，能够帮助我们客观地评定肌肉力量、关节活动范围、本体感觉、平衡功能及步态等与运动相关的功能，当评定结果达到既定范围，或接近健侧肢体的水平时，就可以放心大胆地逐渐回归运动了。例如，下肢损伤的运动员在恢复运动前最好做个等速肌力测试，当双侧肢体的对称度达到 85% 以上时，就可以尝试恢复训练了。

恐动症不一定会自己好，积极处理是王道

虽然恐动症不是什么严重的疾病，但如若不及时处理，身体总是处于低功能水平，就有可能导致功能受限、疼痛反复等一系列问题，还可能导致焦虑、抑郁等心理问题。所以，确诊恐动症之后，一定要积极处理，尽快度过恐动期，恢复到正常的活动、运动状态。

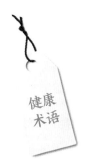
恐动症是一种特殊的心理现象，表现为患者对于运动或身体活动过度的、非理性的恐惧，并可能因此拒绝进行日常活动或功能锻炼，从而导致其身体功能受限、生活质量下降。

关键词

环境改造

健康云课堂

运动伤好后，
我却"恐动"了，怎么办

（杨延砚）

19. 为什么**骨关节出现问题**，却要我**重新装修房子**

骨关节出现问题，医生却不停地问家住哪里，有没有电梯？椅子多高？锅碗瓢盆的摆放位置？……是现在的医生也看风水、也懂装修吗？不不不，是医生在应用康复医学技术中的"环境改造技术"帮助您。

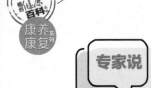

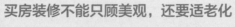

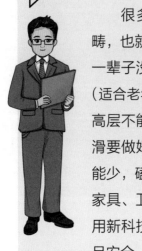

专家说

买房装修不能只顾美观，还要适老化

很多骨关节的问题都属于"退行性疾病"的范畴，也就是衰老，谁也避免不了。而买房装修是大事，一辈子没有几次。所以，买房装修时一定要把适老化（适合老年人居住）因素考虑进去。例如，没有电梯的高层不能要，否则膝关节痛起来楼都下不了；浴室防滑要做好，不然可能一跤就摔到医院了；房间照明不能少，磕磕碰碰可没有后悔药……此外，地面、门窗、家具、卫浴、厨房等都需要考虑适老化问题，还有应用新科技的智能化改造，也可以让生活环境更为方便且安全。

生活中各种保护骨关节的"神器"，您知道吗

颈痛患者不能低头追剧？可以试试各种手机支架；腰痛患者不能弯腰提鞋，可以试试长柄鞋拔子；腱鞘炎患者拧不开瓶盖？可以试试"开瓶神器"；膝痛患者想去逛公园？一定要备上护膝和登山杖……骨关节出了问题不等于不能正常生活、运动，借助各种辅助设备，还是可以保持生活节奏、继续享受丰富多彩的人生。感觉生活中哪些小细节不方便，就上网找一找，很多小"神器"可以帮到您！

孝敬父母，就送他们一份适老化改造

很多老房子完全没有考虑适老化问题。随着老龄化社会的发展，国家对社会环境的适老化问题越来越重视，如老旧小区加装电梯及楼梯扶手等，都属于政府采取的适老化措施。但是，很多时候适老化改造是需要进行个体化设计的。因此，市面上也逐渐出现一些专门针对适老化改造的公司，可以上门设计、装修。所以，当儿女不知道拿什么孝顺父母时，送一份房间的适老化改造也是个不错的选择。

健康云课堂

为何骨关节患者要考虑生活环境

（杨延砚）

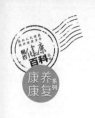

20. 为什么**一条腿出了问题**，医生却强调**两条腿都要练习**

关键词

平衡 协调

一侧踝扭伤，到了肌力训练阶段，医生却反复强调"两条脚一定都要练习哈！"有些患者不以为意，甚至担心"好腿练得更强，两条腿就不平衡了"，于是偷偷地只练一条腿，结果没多久就扭伤了"好脚"，不得不再次光顾医院。

专家说 **女娲给了人类两条腿，咱就得左右一起用**

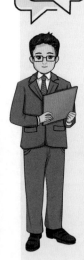

人类有两条腿。在大多数情况下，它们都是能够对称或协调使用的，且已经形成固定的运动模式，具有高度的自动化和适应性。例如最简单的步行，就是左右腿交替迈步。"自动化"是指人体能够自动调整两条腿迈步的速度、距离等，不用大脑去想"该迈哪条腿？怎么迈？迈多远？"等问题。"适应性"则是说，人体可以根据环境的变化随时调整自己的步行，如从平地到台阶、从光滑的地面到粗糙的地面或是路面突然出现一个障碍物等，我们都可以保持良好的步行状态而不会发生跛行、跌倒等情况。

一条腿受伤，伤害的可不只是一条腿

如上所述，人类的两条腿需要协同工作，当一条腿受伤时，对侧腿的功能也会出现问题。首先，当一条腿受伤后，为了保持平衡，我们会不由自主改变行走或站立的姿势，把重心更多地放在另一条腿上，从而导致另一条腿承受过多的压力，容易受伤。其次，一条腿受伤，很多人的整体活动水平都会下降，另一条腿的功能可能因此而直接受到影响。再次，任何一条腿出现问题，双下肢协调运动的神经肌肉控制系统都会被打乱，而失去前面所说的双下肢运动的自动化、适应性。

双下肢协同训练，让功能训练更高效

我们平常所说的下肢运动功能，包括肌肉力量、关节活动范围、本体感觉功能、立位平衡、步行以及跑跳等高水平运动功能。任何一条腿出现问题，双下肢协同训练能够更有效地增强双下肢作为一个整体的功能，从而更有助于患者全面、有效地恢复运动功能和生活质量。例如靠墙静蹲练习，双下肢同时训练，在训练中注意调整重心以及下肢的位置，相当于在一次训练中同时融合了肌力训练、本体感觉训练和平衡训练等要素，这样的训练自然更高效。

为何受没受伤两条腿都要练

（杨延砚）

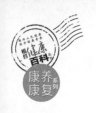

21. 为什么治疗后
平常也该运动

在康复医学科经常会看到治疗师给患者"留作业"，让患者回去"加练"，患者通常也会说"我都做完治疗了，怎么还让我回去练呢"，今天就和大家聊一聊治疗后平常为什么也该运动。

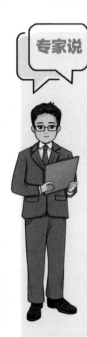

专家说

运动对人体健康是非常重要的，而且对各个年龄段的人群都有积极作用。经常运动的儿童会更好地保持理想体重，不会变成"小胖墩儿"，而且成绩还会更优异；经常运动的成年人则能更好地应对工作、生活中的各种压力，成为一个情绪稳定的人；经常运动的老年人自理能力更强，减少了他人的照顾，并且平衡能力得到大幅改善，减少了跌倒的风险。同时，经常运动可以降低心脏病、肥胖症的患病风险。

而治疗后进行日常运动，既可以巩固当前的治疗效果，又可以消耗一定的能量，避免伤病后卧床期间能量过剩，达到"吃动平衡"。另外，治疗后进行日常运动，也为逐渐恢复生活、工作和伤前运动能力一点点打基础，让我们更快康复。

（邢　剑）

22. 为什么**康复运动**要**讲求频率**

运动频率一般指每周的运动次数。那么，康复运动应该以什么频率进行效果最佳呢？

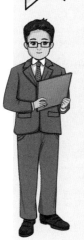

浦钧宗在《实用运动医学》的"运动处方"章节中指出，每周运动 1 次，运动效果不能保持，运动后 1~3 天身体疲劳不适，而且容易发生拉伤、崴脚等意外情况，像极了我们的"周末运动员"；每周运动 2 次，运动不适感可减轻，但效果积累依旧不明显；每周运动 3~4 次（基本是隔日 1 次）不仅效果可充分积累，同时也不会产生很大的疲劳感。因此，每周运动 3~4 次是合理的。但同时要注意根据患者的身体状态、病情所处康复阶段进行动态调整，做到 1 人一套康复方案，不同阶段不同康复方案。

另外，WHO（世界卫生组织）推荐游泳、慢跑、快步走等有氧运动频率不少于每周 3 次。进行力量练习时，针对同一肌肉群的力量、耐力运动频率隔天 1 次为佳，1 周推荐进行 2~3 次。拉伸运动频率最好为每天 1 次。

（邢　剑）

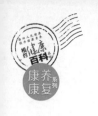

23. 为什么康复运动要讲究运动强度

运动强度是指身体在运动过程中的"用力"程度，也就是你该"用多大劲儿""跑多快""跑多久""跑多远""心跳多少次"等指标。那如何监测运动强度呢？以有氧运动为例，有以下几个指标。

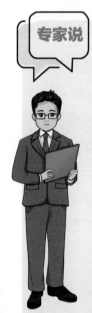

专家说

最大摄氧量（maximal oxygen uptake，VO_{2max}）：是目前评价有氧运动能力的黄金指标。VO_{2max} 代表单位时间内人体（单位体重）摄取的最大氧量，我国成年男子的正常值为 50~55mL/（min·kg），成年女子为 40~45mL/（min·kg）。根据受试者的年龄、性别还可计算出 VO_{2max} 预测值，实际值与预测值的比值为最大摄氧量百分比（$VO_{2max}\%$），大于 86% 为正常。由于排除了年龄和性别的影响，$VO_{2max}\%$ 也常用于制订运动强度。最大摄氧量可以去专业的康复机构或心脏康复门诊进行测量。

最大心率（maximal heart rate，HR_{max}）：运动中心率随运动强度的增加而升高，当运动强度增加到一定水平，心率不再随运动强度增加，达到稳定状态，称之为最大心率。有条件时可以通过运动负荷试验（在医疗机构中进行）直接测得最大心率，当条件不允许时，也可使用公式（$HR_{max} = 207 - 0.7 \times$ 年龄）推测 HR_{max}，此公式适用于所有年龄段的成年男女，所以快算算您自己当前的最大心率吧。一般按最大心率百分比（%）来测定相对有氧运动强度。

储备心率（heart rate reserve，HRR）：储备心率是指实际测量或预测的最大心率与安静心率之间的差值，储备心率反映了人体在劳动或运动时心率可能增加的潜在能力，可用于评价运动强度。

储备心率的计算公式为：储备心率 = 最大心率 − 安静心率。

主观用力感觉量表（rating of perceived exertion，RPE）。RPE 通常以 0~10 分形式，0 分表示"毫不费力"，10 分表示"最大用力"。5~6 分表示中等强度，7~8 分表示较大强度。

谈话试验也是一种有效且可靠的运动强度评价方法，可以作为制订和监测运动强度的一种主要方法，进行中等强度有氧运动的人可以说话但不能唱歌，进行较大强度运动时则通常不能说出完整的句子。

确定有氧运动强度的常用方法					
强度分级	%HRR, %VO$_2$R	%HR$_{max}$	%VO$_{2max}$	PRE（0~10分）	谈话试验
低	<30	<57	<37	很轻松（<3）	能说话也能唱歌
较低	30~39	57~63	37~45	很轻松到轻松（3~4）	
中等	40~59	64~76	46~63	轻松到有些吃力（5~6）	能说话不能唱歌
较大	60~89	77~95	64~90	有些吃力到很吃力（7~8）	不能说出完整句子
次最大到最大	≥0	≥96	≥91	很吃力（≥9）	

注：HRR=储备心率；VO$_2$R=储备摄氧量；HR$_{max}$=最大心率；VO$_{2max}$=最大摄氧量；RPE=主观用力感觉量表

（邢　剑）

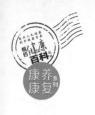

24. 为什么要制订
每周训练计划

　　患者的病情、身体状态、情绪、所处康复阶段、对既往训练的反应等情况是在不断变化的，康复训练计划需要根据上述情况的变化及时做出调整，以便达到更好的康复效果。

专家说

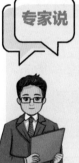

　　以骨折患者康复为例，根据骨折愈合所处不同的阶段，康复治疗大体分三个时期，不同康复时期训练内容有很大差异。

　　早期康复：术后第 1~4 周，此期骨折处"似长非长"，比较脆弱，而且疼痛、肿胀最为明显，治疗以使患者感到舒适为原则，多以理疗、药物治疗、柔和的康复训练方法干预为主。

　　中期康复：术后第 5~12 周，此期骨折处有一定的愈合基础和强度，就像初冬水面结冰，但不能承受较大重量，此时早期痛、肿的炎症反应得到缓解和控制，训练以恢复关节活动范围、渐进肌肉力量训练、适当参与日常活动为主。

　　后期康复：术后 12 周以后，此期骨折处具备较好的愈合基础和一定的强度，就像三九天厚实的冰面一样，能承重，比较结实。此时治疗以"练劲儿"和日常活动为主，比如跑、跳、搬东西等，目的在于尽早使患者恢复正常的生活、工作和伤前运动能力。由此看来，不同康复阶段患者的训练内容是不同的，同时还要根据患者的整体情况适当调整康复计划。

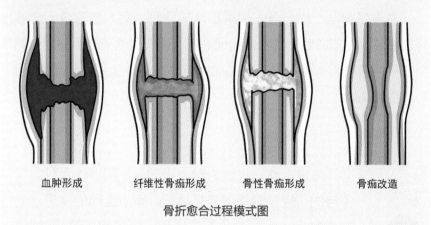

| 血肿形成 | 纤维性骨痂形成 | 骨性骨痂形成 | 骨痂改造 |

骨折愈合过程模式图

康复训练何时进行最适宜

（邢　剑）

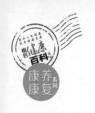

25. 应该进行
哪些种类的运动

关键词

运动方式 协同配合

有人想跑马拉松，有人想练出八块腹肌，有人想通过运动练出好的身姿，您知道他们是怎么实现的吗？根据改善身体运动能力的不同，不同运动方式可分为有氧运动、抗阻运动、柔韧性运动和平衡、协调性运动等。

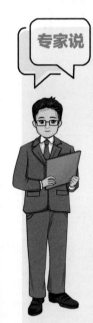

专家说

有氧运动：也称为耐力运动，是指身体大肌肉群参与的、较长时间的持续运动。有氧运动的常见运动方式包括快走、跑步、广场舞、太极拳、骑自行车、上下台阶、登山、跳绳、游泳、滑雪、滑冰以及我国的传统体育项目，如太极拳、五禽戏、八段锦、扭秧歌等，您平时参与了哪些有氧运动？

抗阻运动：是指人通过肌肉收缩来对抗外部阻力的运动方式，比如"撸铁"就是经典的抗阻运动。抗阻运动可以利用自身重量（俯卧撑、引体向上、蹲起）或特定的训练器械（如弹力带、杠铃、哑铃或固定器械等）实施。

柔韧性运动：是指提高人体关节正常活动幅度的运动。比如有的人可以轻松蹲下，但有的人一下蹲脚后跟就会不由自主地抬起来，我们可以通过增加大腿和臀部的柔韧性练习来增加下蹲的幅度。常见的瑜伽、普拉提运动中都包含有柔韧性运动的内容。

功能性训练：本质是神经肌肉系统的训练，神经肌肉系统是一个复杂的网络，它将大脑、脊髓、周围神经、感觉器官和全身肌肉相连，神经肌肉系统各组成部分的关系类似于管弦乐队中的指挥者和乐手间的关系，指挥者（大脑、脊髓等神经组织）负责指挥乐手（肌肉），两者的协同配合才能演奏出华彩乐章。神经肌肉系统帮助人有效和安全地活动，对于保持身体的平衡性、灵敏性、协调性都有积极作用。像日常的太极拳和瑜伽类运动就是该运动形式的代表，您有练习过吗？

（邢　剑）

关键词

运动量　强度

26. 每周运动量
应该为多大量

运动量是指每周的运动总量。运动强度、运动时间、运动频率是影响和决定运动总量的因素。

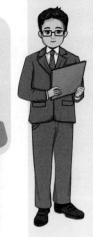

专家说

　　WHO 推荐成年人每周至少累计进行 150~300 分钟中等强度的有氧运动，或 75~150 分钟较大强度的有氧运动，或中等和较大强度有氧运动相结合的等效组合。每周运动量超过 300 分钟中等强度，或 150 分钟较大强度将获得更多健康益处。以健步走为例，成人至少以 100 步 / 分钟的步频行走才能达到中等强度运动的最低强度。有人经常以"每天一万步"作为运动目标，但与获得健康益处有关的每天最低运动量是 7 000~8 000 步 / 天，其中至少有 3 000 步是快走（步频 >100 步 / 分钟）。所以，您平时"走"对了吗？

（邢　剑）

关键词

运动方案调整　耐受能力

27. 怎样**调整运动方案**

　　经常会有患者问治疗师："我这个动作都快练一个月了，练着都没啥感觉啦，还有没有新的动作教教我啊？"这里面有一个运动方案调整的问题。那如何动态调整运动方案呢？

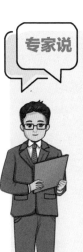
专家说

　　运动方案的调整取决于机体的健康状态、年龄、个人运动爱好和目的，以及机体对当前运动水平的耐受能力。比如新型冠状病毒感染康复早期，身体机能较差，可能稍走快就会有气喘的情况，这时就不能做较为剧烈的运动，应以舒缓的拉伸和简单日常活动为主，待体能有所恢复后才能逐渐解锁其他运动。对于健康成年人来说，运动进阶应包括适应、提高和维持三个阶段，每个阶段可以先调整运动频率和每天运动的时间，再调整运动强度。在计划的开始阶段，特别是无规律运动者，采取"低起点，缓慢加"的策略，既能循序渐进，又能降低各种运动意外情况的发生。运动是需要长久坚持的"工作"，应不急不躁、稳扎稳打。

（邢　剑）

28. 老年人和儿童的运动方案如何调整

　　儿童是祖国的未来和希望，老年人是国家和社会的财富，这两类人群应该如何运动呢？

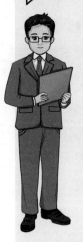

专家说

　　WHO 推荐老年人（≥ 65 岁）应每周进行 150~300 分钟中等强度有氧运动，每周 2 次抗阻练习。应循序渐进地增加运动量，动则有益，不强求。鼓励老年人参加包括有氧运动、抗阻训练、平衡能力（预防跌倒）和柔韧性练习的综合运动，每周至少 2 次，并可以将运动融入生活中，做到学以致用。有氧运动要做到"低起点，慢进阶，少变化，见好就收"，既能实现运动目标，又不超过自身耐受能力；另外，老年人进行抗阻训练很重要，可防止肌力快速下降；而肌少症人群应加强肌肉力量练习。

　　儿童（6~12 岁）的身体锻炼和学习同等重要，两者要兼顾。儿童每天至少进行 60 分钟中等至较大强度的有氧运动，每周至少进行 3 次较大强度的有氧运动和力量练习。需要注意的是，在保证儿童运动量的同时，也要特别关注其动作的规范性，练"对"更重要。另外，要注意运动形式多样化和趣味性，让孩子爱上运动，并能从中获益。

健康加油站

　　老年肌少症是一类与增龄相关的、全身广泛性骨骼肌质量和 / 或力量下降，进而导致肌肉功能减退、独立生活能力丧失及跌倒等不良事件风险增加的临床综合征，是老年人常见功能障碍的主要原因之一。

（邢　剑）

29. 如何**预防运动损伤**

春暖花开的季节，跑步的人也变多了，不管是在健身房里的跑步机上、学校的操场上，或是在夜晚的路上，随处可见努力奔跑的人。但跑着跑着各种运动损伤相继发生，有的人开始膝盖疼，有的人脚后跟疼，有的人肌肉拉伤，有的人崴脚，那如何运动才能保证安全，避免运动损伤呢？

专家说 **预防运动损伤要注意以下几点**

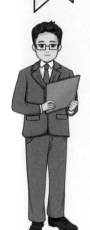

1. 充分热身 如果不热身就进行剧烈运动，心血管系统和呼吸系统会来不及进入状态，体温也比较低，肌肉的血液供应不好，肌肉及韧带的柔韧性欠佳，很容易造成肌肉和韧带等软组织损伤，所以要先"抻抻筋来压压腿，慢跑暖身运动起"。

2. 运动后不要立即休息，发朋友圈 应"趁热打铁"进行拉伸放松，滚一滚泡沫轴，打一打筋膜枪。

3. 训练强度不宜过大 以跑步为例，不要跑太快、跑太多，每周训练量最多增加 5%~10%，同时要注意休息，跑一休一或跑二休一。

4. 注意均衡，不要"偏科" 有的人觉得跑步只要定期出去跑就行了，其实不然，跑步也需要加强力量训练，只有身体力量跟得上，跑起来才能更轻松。

5. **"轻"伤也要下火线**　运动中出现小伤小痛要引起重视，不要图一时之快，尤其是反复出现疼痛要引起重视，切不可"负重"前行。

6. **工欲善其事，必先利其器**　运动需要准备合适的装备，比如透气、速干的运动紧身衣，合脚的鞋子，必要的护具（如骑行头盔、手套以及撸铁时用的护腕、护腰等），虽不推荐大家成为"装备党"，但运动的仪式感要拉满。

7. **加强自身管理**　注意规律作息，避免不良嗜好，注意饮食卫生，营养均衡，这样运动效果才能更显著。

（邢　剑）

第二章

运动损伤康复怎么办

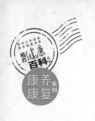

1. **踝关节扭伤**了怎么办

崴脚可能是每个人都会遇到的，那么，崴脚了应该怎么办呢？你应该记住 POLICE 原则！其他关节的扭伤可以参照这一原则进行。

专家说

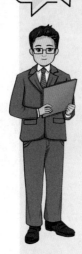

P（protect）保护

一旦踝关节扭伤应及时停止运动，尽量减少受伤下肢负重，可用手杖、腋杖等辅助。什么时候应该去医院看急诊呢？不能踩地，出现明显的肿胀、瘀青甚至畸形，就一定要去医院骨科急诊就诊了！

OL（optimal loading）适当负重

踝关节扭伤后数天可以进行关节活动度和肌力的训练，并给予适当的负重，可以促使韧带更快恢复。当全负重无明显疼痛不适感时，可以适当加快训练的进程，不必固定支具太久。当然这是相对专业的评估，就把它留给医生吧！

I（ice）冰敷

冰袋装冰块和水敷在肿痛明显处，每次可以敷 10~15 分钟，每 2~3 小时可以重复一次。但是现在越来越多的研究表明，冰敷并不能有长久的获益，所以扭伤后也不建议冰敷时间过长，根据损伤程度冰敷 1~2 天即可，且急性期不建议热敷。

C（compression）加压包扎

如果有条件可以用支具、加压护踝或弹力绷带进行加压包扎，包扎的松紧程度应适中，过紧会阻碍血液循环，导致踝关节肿痛加重。包扎姿势中立位即可，即把踝关节固定成 90°。

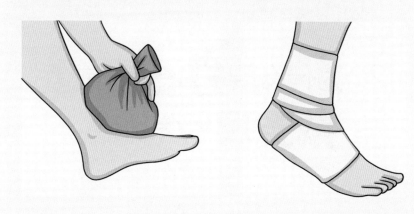

E 抬高患肢（elevation）

将伤侧下肢抬高，平卧时稍高于心脏水平位置即可，利于减轻踝关节肿胀。

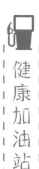

健康加油站

PEACE & LOVE 原则是什么

《英国运动医学》杂志发布的指南延展了 POLICE 原则的内涵，将其扩充为 PEACE & LOVE 原则，包括急性期——Protection（保护）、Elevation（抬高）、Avoid anti-inflammatories（避免使用抗炎止痛药物）、Compression（加压）、Education（告诉

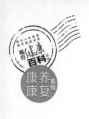

患者积极康复的好处）；恢复期——Load（尽早增加负荷）、Optimism（乐观）、Vessel（增加有氧运动）、Exercise（运动疗法）。

（张元鸣飞）

关键词

石膏　支具　制动

2. 为什么要**打石膏**或者**戴支具**？怎么戴

打石膏和戴支具是通过这些辅具将人的某一肢体或部位予以合适的外固定，维持该部位的稳定性，从而促进骨折、韧带损伤等愈合。但是佩戴石膏和支具有很多的注意事项，你知道吗？

专家说

石膏支具要戴多久

石膏支具固定时间一般在 4~8 周。较轻的韧带损伤固定时间短，而血运差、碎裂程度高的骨折固定时间长，甚至做了内固定的手术还需要石膏支具外固定。儿童通常需要固定的时间较短；老年人恢复慢、基础差，固定时间长。所以，这是非常个性化的问题，具体固定时间需要咨询专业医生。需要注意的是，固定时间不是越长越好！制动时间过长会导致关节僵硬、

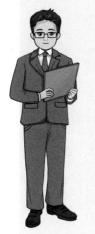

骨质疏松、肌肉萎缩以及不可挽回的后果！

石膏支具打完就结束了吗

石膏支具固定后医生会拍Ｘ线片看复位是否理想，若位置不合适需要再次复位后固定，不然有可能导致骨折延迟愈合、不愈合等严重后果。固定后一定要注意被辅具包裹的肢体和露出的肢体末端是否出现麻木、疼痛和青紫等情况。若出现上述情况，则可能是固定太紧了导致血运不畅、石膏有突起导致皮肤受压甚至出现神经压迫，这时候一定要对石膏支具进行调整，不然有可能导致末端坏死、压疮和神经损伤等严重后果。肢体消肿后石膏支具有可能会过大、有晃动，起不到固定的作用，这时候应该重新固定。有些支具可拆卸，这样便于清洁和透气，但也不建议多次拆卸导致支具变松，达不到固定效果。

打了石膏支具就彻底"躺平"了吗

固定期间依旧要做康复训练！受伤关节可根据疼痛情况做等长收缩——即绷紧但不使关节活动的收缩，以减少肌肉流失。邻近未固定的关节要充分进行关节活动度和肌肉力量的训练，以免造成更大范围的僵硬。除了受伤部位，其他肢体要积极进行抗阻和有氧训练，这样可以加速骨折愈合。除了踝关节本身的骨折，其他情况还要坚持做踝泵、等长收缩等动作以避免血栓形成。拆除石膏支具后一定要第一时间到康复医学科就诊！

（张元鸣飞）

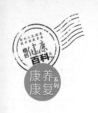

3. 为什么要拄拐杖、坐轮椅？具体怎么做

当我们负担自身体重的能力变差或身体稳定性下降时，需要借助步行辅具才能完成室内行走或室外出行。此时，选用合适的辅具非常关键。拄拐杖的具体方式前面的文章中已经详细阐述过了，我们现在来讲讲坐轮椅的那些事儿。

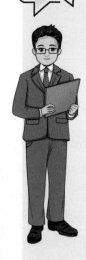

坐轮椅需要注意什么

轮椅的使用最需要注意的是上下轮椅，即床椅转移的过程。

从床到轮椅的转移。患者坐在床边，双足平放于地面上，将轮椅斜向 45° 靠近患者健侧，并刹好车，移开脚踏板，打开轮椅的侧门（如果有侧门的话），患者从健侧上轮椅。患者用手抓握轮椅远侧扶手，身体向前倾，患足位于健足稍后方，双足全掌着地，与肩同宽。患者躯干前倾，手用力支撑，抬起臀部，以双足为支撑点转动躯干直至背对轮椅，确信双腿后方贴近并正对轮椅后坐下。调整坐姿，放下脚踏板。

从轮椅到床的转移。轮椅放置在患者的健侧，轮椅与床的夹角为 30° 到 45°，刹车，移开脚踏板。患者双脚平放于地面，脚跟着地坐于床边。让患者的手扶住轮椅远端扶手。辅助患者站起，倚靠健腿支撑旋转并转移至床上。

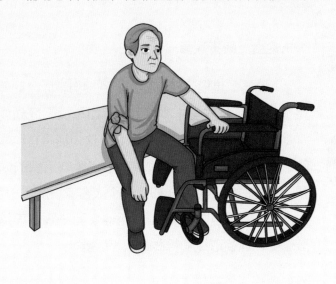

（张元鸣飞）

4. 伤筋动骨真的要 100 天吗

俗话说"伤筋动骨一百天"，很多人视其为养伤的金科玉律。因此，当一些人遭遇肌肉拉伤、骨折等损伤时，便会严格遵循这一原则，选择卧床养伤。然而，当他们在床上度过了漫长的 100 天后，

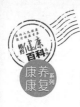

满怀希望地想要下地走路时，却可能发现腿不听使唤，不能自如活动了。这到底是怎么一回事呢？

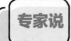
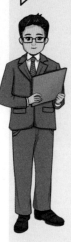

专家说

骨折愈合 ≠ 骨折康复

"伤筋"是指肌腱或韧带受到损伤，而"动骨"则是指骨骼因为某些外部原因，比如车祸、运动或外伤等受到伤害。"伤筋动骨一百天"这句话是有科学依据的，它意味着骨折或者肌腱、韧带等软组织的恢复需要一定的时间。但是，如果一个人在家里静养一百天，虽然他的筋骨可能会恢复，但他会面临肌肉萎缩、关节僵硬、血栓形成和骨质疏松等问题。

骨折愈合与哪些因素相关

除暴力因素外，很多生理因素也会导致骨折发生的可能性增大，如随着年龄增长，骨骼脆性增加及跌倒的风险增加。骨折愈合指的是骨组织通过修复、重建来恢复骨的连续性。骨折愈合取决于多种因素，如骨折的类型与程度、骨骼的类型、性别、年龄、健康状况、生活习惯等。此外，徐建平等在《生物骨科材料与临床研究》发表的文章"骨折愈合影响因素及中医药治疗的研究进展"中提及，适当的应力刺激能够促进骨折愈合，所以不建议在骨折后完全卧床静养。

伤筋动骨后应该怎么做

虽然"伤筋动骨一百天"的说法在一定程度上是有科学依据的，但具体的恢复时间应该根据个人情况进行调整。在恢复期间，患者应遵循医生的建议采取动静结合的方式，适当地进行康复训练和制动休息。任东彪在《中国临床药理学与治疗学》发表的文章"早期康复治疗对创伤性骨折患者的临床价值及安全性分析"中提及，早期开始康复训练可以很大程度地改善甚至避免功能障碍及并发症的发生。同时，还应该保持积极 / 乐观的心态，避免过度焦虑和急躁。只有通过科学合理的康复训练和正确的休养方式，才能使身体尽快康复。

（许光旭　肖　悦）

5. 为什么**受伤后一段时间不能走路**? **什么时候可以走路**

在日常生活中，磕碰、扭伤、拉伤甚至骨折等意外情况时有发生。面对这些突如其来的伤害，人们往往会产生疑问，"受伤后何时可以开始走路呢？"有些人认为应该静养不动，而有些人则急于恢复，过早尝试走路。然而，这两种做法都可能存在一定的风险。下面我们将讲一讲受伤后究竟何时可以开始走路。

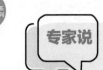

专家说

受伤后可以立刻开始走路吗

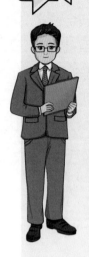

下肢肌肉、骨骼或关节损伤后，通常会发生即刻的肿胀、疼痛等问题。过早地进行活动可能会影响损伤部位的愈合，导致愈合不良或再次受伤，不利于后期身体的恢复。邹灵芝在《临床医药文献电子杂志》发表的"训练伤临床处理及分析"一文中提及，急性损伤后，需采取适当的方式对患处进行固定、休息，不仅可以起到固定、止痛的作用，还能防止进一步损伤。

受伤多久后可以开始走路

受伤后恢复到健步如飞并不是一蹴而就的，何时可以开始走路需要根据具体的伤情来判断。一般来说，轻微的扭伤、拉伤可以在受伤后适当休息，然后逐渐恢复轻度的活动。如果伤势较重，比如骨折或严重的肌腱、韧带损伤，则需要更长的时间来恢复。在受伤的早期阶段，可以在康复医学科专业人士的指导下，适当地做踝泵运动，为之后开始走路打下基础。在伤势好转后，可以借助辅助器具如拐杖、助行器等尝试进行受伤侧下肢部分负重，并逐步过渡到完全负重，接下来再循序渐进地开始走路练习。需要注意的是，每个人恢复到正常走路的时间与年龄、损伤情况、损伤程度等因素相关，上述锻炼都需要在专业人士的指导下完成，避免因个人错误的运动方式造成二次损伤。同时，在恢复期间，应该注意休息，合理安排活动和休息时间，促进伤势愈合。

踝泵运动是指通过踝关节的反复屈伸让足踝像水泵一样活动，借此促进下肢的血液循环和淋巴回流，防止长时间卧床休养导致静脉血栓、关节粘连、活动受限等。踝泵运动还可以为患肢提供充分的营养物质、促进损伤修复，也可以为接下来的走路训练做铺垫。

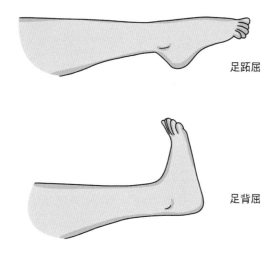

足跖屈

足背屈

（许光旭　肖　悦）

6. 受伤后什么时候可以上下台阶

无论是学生、上班族或居民，楼梯都是他们日常生活中必须经过的一道关卡。然而，对于身体某部位受伤，特别是腰椎、髋部、膝

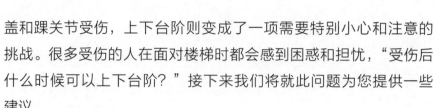

盖和踝关节受伤，上下台阶则变成了一项需要特别小心和注意的挑战。很多受伤的人在面对楼梯时都会感到困惑和担忧，"受伤后什么时候可以上下台阶？"接下来我们将就此问题为您提供一些建议。

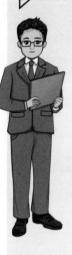

专家说 为什么受伤后不能上下台阶

上下台阶是一项相对复杂的活动，这项活动不仅需要我们控制腿部动作，还需要身体频繁地改变方向，这就需要关节和肌肉一起配合工作。这对于受伤部位来说是一个不小的挑战！在受伤初期，受伤的部位往往存在炎症、肿胀和疼痛等症状，无法承受整个身体的重量或进行复杂的运动。如果过早上下台阶，可能会导致伤势加重，跌倒风险增加。例如，如果骨折后过早上下台阶，可能会导致骨折处错位，影响愈合效果。因此，在受伤后的一段时间内，我们应该避免上下台阶，让受伤部位得到充分的休息和保护，促进恢复。

何时可以上下台阶

受伤后何时可以尝试上下台阶需要根据个人情况进行判断，并遵循医生的建议。一般来说，当受伤部位得到适当的休息和恢复，疼痛和肿胀减轻，并且可以承受一定的重量时，就可以逐渐尝试进行上下台阶的活动。然而，这需要康复医学科专业人士的评估和指导，以确保安全和有效。在上下台阶的过程中，我们也需要注意一些细节和技巧。首先，需要注意保持平衡和稳定，不要急于求成。其次，在上下台阶时，要注意节奏和步幅的大小，避免因为节奏过快或步幅过大而导致摔倒或再次受伤。在上下台阶的过程中还可以借助扶手或其他支撑辅助工具来保持身体的平衡和稳定。

（许光旭　肖　悦）

7. 为什么**受伤后不能洗澡**了？什么时候可以**独立洗澡**

许多人都持有这样的观念：受伤后不能洗澡。但是长期不洗澡又有可能面临伤口感染、发炎、异味和皮肤瘙痒等问题。那么，一定需要等到伤口完全愈合后才能洗澡吗？什么时候可以开始洗澡？今天我们就来聊一聊这个问题。

专家说

为什么受伤后不能立即洗澡

受伤后不能立即洗澡的主要原因是伤口破损的皮肤表面容易感染。洗澡时，水分可能进入伤口，增加感染的风险，不利于伤口愈合。当然，这并不是说受

伤后永远不能洗澡。在伤口愈合的过程中，适当的清洁和保湿是必要的。

什么时候可以独立洗澡

受伤后多久可以独立洗澡，这主要取决于伤口的类型、大小和位置，以及愈合的速度。一般来说，如果伤口较小，没有严重的出血或感染，并且位于不容易接触水的部位（如手臂、腿部等），那么在伤口愈合的初步阶段（大约3~7天）后，可以在医生的指导下尝试洗澡。如果伤口较大，或者位于容易接触水的部位（如胸部、背部等），或者伤口存在感染的风险，那么可能需要更长的时间来等待伤口愈合。在这种情况下，最好咨询医生或护士，以确定何时可以安全地洗澡。

伤后洗澡小贴士

1. 如果有伤口，洗澡前要用防水创可贴、胶带或者防水敷贴把伤口包好，防止水碰到伤口，避免感染，让伤口更快愈合。

2. 洗澡时，不要用力搓伤口周围的皮肤，用柔软的毛巾或海绵轻轻擦一擦就好。

3. 还要留心选择温和、不刺激的沐浴液或肥皂，避免使用含有酒精或强烈香料的产品，因为它们可能会刺激伤口，让愈合变慢。

4. 洗澡水温不要太热也不要太冷，适度的温水可以让伤口周围的肌肤舒缓，同时也能更好地起到清洁作用。洗完澡后，要检查一下伤口，看看有没有感染或损伤。如果出现渗液或红肿等情况，要及时处理，比如用消毒剂清洁，然后重新包扎。如果伤口情况严重或需要特殊处理，则建议咨询医生或专业医疗人员的意见。

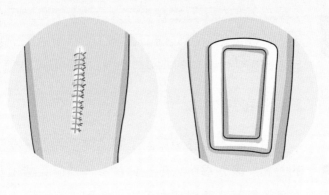

（许光旭　肖　悦）

8. 为什么**受伤后不能运动**？什么时候可以**开始跑步**

对于许多热爱运动的人来说，受伤后何时能够重新踏上跑道，再次享受奔跑的乐趣，是他们最为关心的问题。为了帮助大家更好地理解受伤后的运动理念，并避免不必要的二次损伤，下面我们将为您提供一些实用的指导意见。

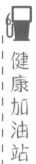

受

伤

运

动

跑

步

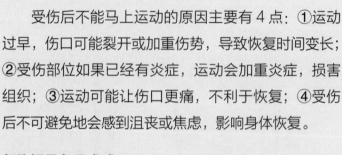

为什么受伤后不能立即开始运动

受伤后不能马上运动的原因主要有4点：①运动过早，伤口可能裂开或加重伤势，导致恢复时间变长；②受伤部位如果已经有炎症，运动会加重炎症，损害组织；③运动可能让伤口更痛，不利于恢复；④受伤后不可避免地会感到沮丧或焦虑，影响身体恢复。

复跑切忌急于求成

对于何时能够重新踏上跑道这个问题并没有统一的答案。因为每个人的身体状况、损伤类型和恢复能力各不相同，所以何时可以开始跑步完全取决于个体具体的伤势和恢复情况。在恢复跑步的过程中，建议先从短距离慢跑开始，如果在跑步过程中出现疼痛应立即停止。即使伤痛完全恢复，也应循序渐进地增加跑步的强度，避免一开始就按照巅峰状态的水平跑步，以免再次受伤。在恢复期间，保持良好的生活习惯和心态也非常重要。如果对伤势和恢复情况不确定，建议前往康复医学科寻求专业医生的建议，在医生的指导下科学复跑。

健康加油站

跑步前需要热身吗

跑步前进行热身准备是非常重要的。一来可以帮助身体逐渐提高温度，增加肌肉的弹性和灵活性，预防肌肉拉伤和其他伤害。二来可以增加关节的灵活度和关节滑液的分泌，减少运动中的关节摩擦和损伤。

热身还可以激活深层肌肉，让肌肉在运动中更加高效地工作，提高运动表现。此外，热身还可以帮助身体和心理进入运动状态，提高注意力和专注力，减少运动中的焦虑和压力，增强自信心。

**健康
云课堂**

关节术后多久可以重返运动场

（许光旭　肖　悦）

关键词

受伤　疼痛

9. 为什么**受伤的地方
总是疼**

日常生活中磕碰总是在所难免的，当身体受伤后，不仅会带来生理上的疼痛不适，还可能让我们感到困扰和不安。为了帮助大家更好地应对这些疼痛、保持良好的心态，下面我们将给出一些建议和指导。

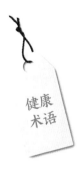

健康
术语

疼痛是一种令人不快的感觉和情绪上的感受，伴有实质上的或潜在的组织损伤。它是一种主观感受，通常会引起生理和心理上的反应，如痛苦的表情、身体扭曲、发出呻吟等。

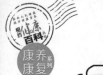

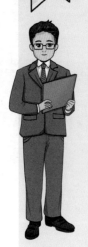

疼痛是什么

疼痛是一种保护机制,当身体受到伤害时,神经系统会将信号传递到大脑,告知我们身体某个部位出现了问题。这些信号是由受损部位的神经末梢发送的,它们释放出一些化学物质,而这些化学物质会引起炎症反应,进一步刺激神经末梢,导致疼痛的产生。

为什么受伤的地方总是疼痛

有时候受伤部位会一直疼,原因有很多。有的是因为身体自然的反应,比如炎症反应、神经受到压迫或组织粘连。炎症反应是身体受伤后的自然反应,如果反应太强烈或持续时间太长,就会让我们感到疼痛和不舒服。神经受压则是因为受伤后,身体释放出一些化学物质,这些物质可能会刺激或压迫神经,导致疼痛。组织粘连则是在伤口愈合的过程中,瘢痕组织过度生长,限制关节活动并引起疼痛。另外,心理因素如焦虑、抑郁或创伤后应激反应等也可能让疼痛变得更严重或持续更久。

缓解疼痛的小妙招

缓解疼痛的方法有很多,具体方法取决于疼痛的原因和严重程度。首先,可以采取冷敷或热敷的方法来减轻疼痛。冷敷可以收缩血管,减少炎性物质的释放;而热敷可以扩张血管,促进血液循环和炎性物质的代谢。理疗如按摩、热敷、电疗等,也可以帮助缓解疼痛。还可以通过药物来缓解疼痛,但需要在医生的指导下使用。此外，调整生活习惯也有助于缓解疼痛。例如，适当进行运动和拉伸，合理安排工作和休息时间，避免过度劳累等。同时，还需要注意调节心情，增加营养摄入。如果疼痛持续或加重，应及时寻求专业医生的帮助。

（许光旭　肖　悦）

10. 为什么**受伤的地方总是肿**

当我们受伤时，往往会发现受伤的部位肿胀。这种现象不仅会带来不适，如紧绷、疼痛或敏感，还可能对日常生活造成一定的困扰。那么，为什么受伤的地方总是会出现肿胀？下面，我们将一同探讨肿胀的产生原因和缓解措施。

专家说

肿胀是如何产生的

当身体受到伤害时，为了保护并修复受损部位，会出现一种自然反应，就是肿胀。一开始，受损部位的毛细血管会扩张，血液会聚集在那里，导致肿胀。

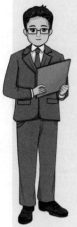

同时，身体也会释放一些物质来清除受损的组织和细菌，这些物质也会让血管扩张，让更多的液体和白细胞进入受损部位，让肿胀更严重。如果伤口没有彻底清洁，细菌感染也会让肿胀变得更严重。另外，淋巴系统也会受到影响，它负责回收和运输体内的液体和排泄物。当肿胀发生时，淋巴系统就不能正常工作了，不能有效地清除堆积的液体和排泄物，所以肿胀会更严重。

多管齐下消肿胀

出现肿胀时，建议采用以下方法消肿：①立即冷敷。使用冰块或冷敷物轻轻敷在肿胀部位，每次敷 15~20 分钟，每隔几小时重复一次。冷敷可以降低局部代谢、缩小血管，减少血液流入受伤部位，从而降低肿胀程度。②抬高受伤部位和加压包扎也有助于促进血液和淋巴液的回流，减轻肿胀。③适当休息和避免过度活动也是缓解肿胀的重要措施。受伤后，要给予身体足够的时间休息，避免过度活动受伤部位。如果需要活动受伤部位，也要尽量轻柔地进行，避免剧烈运动和过度用力。④还可以尝试一些物理治疗的方法来缓解肿胀，如温和地按摩。但需注意，在按摩时要避免过度用力或刺激受伤部位，否则会加重肿胀。针灸、拔罐等物理治疗方法也可以在一定程度上缓解肿胀，但需要在专业人员的指导下进行。⑤饮食调理也可以帮助缓解肿胀。例如，适当增加蛋白质（如瘦肉、鱼类、豆类等）的摄入；减少盐的摄入，降低体内的水分，也有助于减轻肿胀。

（许光旭　肖　悦）

11. 为什么**受伤的地方总是麻**

当我们受伤后，除了明显的疼痛和肿胀之外，有时还会感受到一种令人不适的麻木感。这种麻木感可能表现为局部区域的触觉减退或丧失，不仅会影响日常生活和工作，还可能成为心理健康的隐患。所以，了解麻木感的产生机制，并采取适当的措施来缓解麻木感，对于促进伤口愈合和恢复健康具有重要意义，本文将为您一一介绍。

专家说

麻木感是如何产生的

麻木感不是突然出现的。在我们的身体中有很多神经，它们负责把感觉传递给大脑。当身体受伤时，可能会伤害这些神经，导致它们不能正常工作，故而产生麻木感。神经受伤的原因有很多，比如被撞到、被割伤、被挤压、疾病、感染等。麻木感有时也和血液循环有关。如果受伤部位的血管被损伤或受压迫，血液就不能顺畅地流动，导致那里缺氧和缺少营养，从而影响神经的正常工作，让我们感到麻木。

如何缓解麻木感

为了缓解麻木感，首先要确保受伤部位有足够的休息时间，避免过度使用或刺激。物理治疗，如按摩、

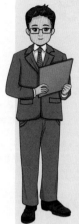

针灸和理疗，能促进血液循环和神经传导功能的恢复。同时，康复训练可以增强受伤部位的肌肉力量，改善神经功能，减轻麻木感。此外，保持健康的生活习惯也很重要，如均衡饮食、摄入足够的营养物质，以及注意保持正确的姿势，避免长时间保持同一姿势，可以减轻对神经的压迫。如有需要，可在专业人士的指导下服用神经营养类药物，如甲钴胺、B 族维生素等，以促进神经功能的恢复和缓解麻木感。

麻木感多久才能消除

根据受伤的严重程度、受伤部位及个体恢复能力的不同，一些人可能在受伤后的几天或几周内逐渐恢复正常的感觉，而另一些人则可能需要更长的时间，甚至发展成为长期症状。如果麻木症状持续严重或无法缓解，建议及时就医，寻求专业医生的帮助和康复指导。

（许光旭　肖　悦）

第三章

骨关节疾病康复怎么办

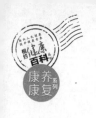

1. 骨关节痛为什么要看康复医学科

骨关节痛是中老年人群常见的问题，可能是由增生和退行性病变、外伤、类风湿关节炎等引起的。在您明确诊断病因后，可以到康复医学科进行长期的针对性康复治疗，以帮助您缓解疼痛、改善日常生活能力、提高生活质量。

专家说

我为什么会出现骨关节痛？是因为年纪大了吗

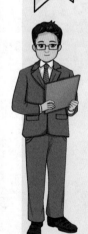

骨关节痛并不全是因为年纪大。如果把我们的身体比作一辆汽车，骨关节就像是汽车的各种零件，当零件出现各种不同的故障（如外伤、类风湿关节炎、生物力学异常或骨肿瘤），就会引起疼痛。一辆旧车确实更容易出故障，但并不代表新车就一定没有问题。

老年人的骨关节痛就像是汽车的零件在日复一日的摩擦下出现磨损，关节软骨"生锈"（代偿性增生），产生疼痛，这是正常的退化过程；再比如类风湿关节炎，就像零件间缺少润滑油，导致零件间摩擦加大，引发无菌性炎症，使得关节变形、肿胀，引发疼痛。

然而，骨关节痛并非只发生在年久失修的汽车上，年轻人同样不能把这个问题抛之脑后。年轻人的关节疼痛可能是因为各种形式的外伤，就像是汽车在奔驰中突然发生撞击，导致零件损伤（关节面、半月板、周围韧带发生损伤），使得关节稳定性下降，引起创伤性关节炎；人体生物力学的异常，如扁平足、膝外翻（又称 X 形腿）、膝内翻（又称 O 形腿）、长短腿等，则像汽车出厂时就存在的潜在问题，如果不能及时调整修复，可能会引发疼痛甚至更严重的问题。

骨关节痛时只看骨科不行吗？为什么要看康复医学科

骨科主要是明确疾病诊断，筛选必须"大修"的患者进行手术治疗，无须手术治疗的绝大部分患者适合到康复医学科就诊。康复医学科不仅从解决骨关节"痛"本身入手，而且更加专注于帮助患者恢复身体功能，提高生活质量。常见的康复治疗包括物理治疗（热疗、电疗等）、手法治疗（关节复位、关节松动术）、运动疗法（包括关节活动性训练和肌肉力量训练）。对于生物力学异常（如扁平足、X 形腿，O 形腿等）引起的骨关节疼痛，需要通过康复辅具和针对性康复训练来矫正体态，从而减轻和预防疼痛。此外，康复医学科还可以帮助那些已经做完手术的患者恢复关节活动，提高关节稳定性，防止关节疼痛的再次发生。

（王楚怀）

2. 为什么**康复医学科**会检查我的**骨密度**

在康复医学科，医生可能会建议您接受骨密度检查，那什么是骨密度检查呢？这项检查是用来评估骨骼健康状况的重要手段，特别适用于那些面临骨质疏松症或骨折风险的人群。本文将探讨为什么骨密度检查如此重要以及相关的医学知识。

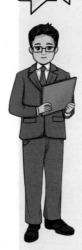

专家说

为什么骨密度检查很重要

骨密度检查可以帮助医生评估骨质疏松症的风险。骨质疏松症是一种全身骨骼疾病，其特征是骨骼变得脆弱和容易骨折。医生可以通过骨密度检查了解您的骨密度情况，进而采取预防措施，如药物治疗、营养补充和锻炼，以减少骨折的发生。

如何进行骨密度检查

骨密度的主要检查手段是双能 X 射线吸收法（dual energy X-ray absorptiometry，DEXA），它通过使用低剂量的 X 射线来测量骨骼的密度。检查时患者需平卧在扫描床中央，并将两腿上抬，搁置于方形塑料块上，从而使脊柱平直。与传统的 X 射线检查相比，DEXA 辐射剂量非常低，风险更小。而对于无

DEXA 的医疗机构或 DEXA 不适用的人群，计算机断层扫描也是一种常见的检查手段，它可以避免因脊柱增生、退变或体重等引起测量误差，但辐射剂量较高。您可根据自身状况以及就诊医院的情况，在专业医生的建议下进行骨密度检测。

骨密度检查多久做一次合适

骨密度检查的频率应根据个人情况和医生的建议来确定。通过定期进行骨密度检查，您可以更好地了解自己的骨骼健康状况，并及时采取必要的预防和治疗措施，以减少骨折的风险并提高生活质量。绝经后女性、老年人或已经被诊断为骨质疏松症的患者，建议 1 年复查 1 次，以更好地监测疾病的进展和治疗效果。

进行了骨密度检查，为什么还要抽血

若医生怀疑您患有骨质疏松症，除了建议进行骨密度检查，还会通过抽血来查看骨性标志物的含量，它有灵敏度和特异度高的特点，可用于评定骨代谢状态，预测骨折风险。

因此，在康复医学科，如果医生怀疑您有骨质疏松症或骨折风险增加时，可能会让您接受骨密度和骨性标志物的检查，从而来评估您的骨骼健康情况。

（王楚怀）

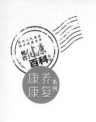

3. 为什么**骨质疏松症**不能光**补钙**

骨质疏松症是一种常见的骨骼疾病，它使骨头变得脆弱、易碎，增加了骨折的风险。很多老百姓认为补钙就可以治疗骨质疏松症。然而，单纯地补充钙质并不能完全预防或治疗骨质疏松症，本文将为您说明为什么骨质疏松症患者不能光补钙，以及还应采取哪些必要的手段。

 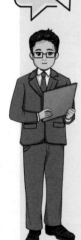

为什么会出现骨质疏松症

骨质疏松症并不仅仅是由钙质流失所致，而是一种复杂的骨骼系统疾病，涉及骨的结构、密度、微观结构和骨组织代谢等多方面的衰退。因此，治疗骨质疏松症应该从多方面出发，而不只是补钙。

为什么骨质疏松症不能只补钙

我国居民日常饮食中的钙含量多数偏低，大家常通过饮用牛奶或补充钙剂来增加钙摄入量。但是，钙质的吸收和利用受到很多因素的影响，包括维生素D的水平、肠道健康、药物影响等。因此，如果单纯补钙而忽略了其他因素，身体可能无法有效地吸收和利用钙，从而达不到预防或治疗骨质疏松症的目的。

为什么维生素 D 可以帮助钙吸收

维生素 D 是维持骨骼健康的重要元素。它不仅促进钙吸收，还参与调节骨骼中钙的代谢，有助于维持骨密度。多晒太阳可以促进维生素 D 的形成，进而促进肠道内钙的吸收。

为什么运动和饮食也可以补钙

适量运动和均衡饮食也对骨骼健康至关重要。有氧运动、肌肉强化和平衡训练都有助于增加骨骼负荷，从而增强骨密度和骨骼健康，但应遵循个体化、量力而行、循序渐进的原则。

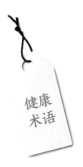

健康术语

骨质疏松症是一种因骨量减少、骨组织微结构损坏，导致骨脆性增加、易发生骨折的全身性骨病，可分为原发性骨质疏松症和继发性骨质疏松症两大类。其常见症状是背痛，多见于胸段和下腰段。

综上所述，骨质疏松症单纯依靠补充钙质是远远不够的，需要综合考虑个体的情况，采取多种手段，包括合理的营养摄入、适量的运动、维持良好的生活习惯以及必要的药物治疗等。

（王楚怀）

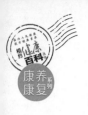

4. 为什么**骨折**会**延迟愈合**

关键词

骨折 延迟愈合 康复治疗

　　尽管骨的愈合能力很强，但现实中仍有 8%~10% 的骨折愈合会受到干扰，导致延迟愈合或骨不连。为何骨折会"拖拖拉拉"，迟迟不愈合？当不幸发生骨折延迟愈合时，我该怎么办？这里涉及一系列有趣又复杂的骨折愈合过程。本文将与你一起揭开骨折"延迟愈合"的神秘面纱！

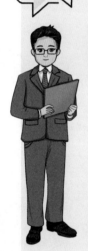

骨折是怎么愈合的？骨折是缝合游戏的开始

　　骨折愈合就像一场缝合游戏，缝合材料由软变硬。陈昱在《中国组织工程研究与临床康复》发表的"骨折愈合机制的现代研究"文章中提及，骨折后，断裂端会先形成软软的血肿；然后在血小板、炎症细胞等作用下，血肿会变成纤维性骨痂；纤维性骨痂再通过软骨建立起骨桥，然后形成骨性骨痂。最后是持续很长时间的新骨塑形的阶段。

什么导致骨折延迟愈合？骨折延迟愈合的秘密

　　骨折延迟愈合是指骨折在 4~6 个月仍未愈合。导致骨折延迟愈合的原因主要如下。

　　1. 血液供应不足　骨组织得不到所需的"营养"。

　　2. 机械性原因　骨折端不稳定或移位。

3. 感染 深部感染会吸收新生骨。

4. 疾病与药物 骨质疏松症、代谢性骨病、糖尿病、激素、抗凝药、细胞毒药物等影响骨折的愈合速度。

5. 其他 高龄、营养不良、酗酒或吸烟也是导致骨折延迟愈合的重要因素。

出现骨折延迟愈合怎么办？别慌，让康复治疗良方来帮您

如果您发现自己骨折 6 个月以上还没长好，可以先排除一下上述原因，然后再加强自身营养管理，保证充足的休息和避免生活不良习惯。同时，您可以寻求康复医学科的帮助，给您的愈合过程配上"加速器"！康复医学科有多种方法可促进您的骨折愈合，比如做一些理疗（如电磁刺激、冲击波治疗、超声疗法等），也可以采用运动疗法（治疗师制订的渐进性的运动训练方案），此外还可联合应用药物治疗（如注射生长因子、前列腺素和雌激素等）。

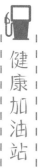

健康加油站

骨不连也是骨折延迟愈合吗

事实上，骨折延迟愈合在一段时间后终会愈合，而骨不连则是一直没有愈合的征象。当骨折 9 个月后仍未愈合，并且已连续 3 个月没有任何愈合迹象即诊断为骨不连。若发生了骨不连，则需要在医生的建议下进行手术治疗，包括骨折端的处理和植骨术等。

（王楚怀）

5. 为什么**骨折以后**会有**感染**

关键词

骨折　感染　愈合

当发生骨折意外时，有时会需要手术治疗确保骨折部位得到良好固定。然而，骨折有时会合并感染，这意味着骨折手术切口无法顺利愈合，同时骨愈合也受到阻碍！本文将与您分享骨折后为什么会感染以及如何避免感染。

骨折后感染了？出现这些症状可要注意了

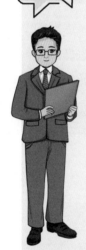

当骨折发生时，周围组织可能受到严重损伤，形成细菌入侵通道。有些骨折需要手术治疗，一方面可迅速修补骨折端，另一方面却会给细菌提供更多的入侵机会。若切口部位出现发红、肿胀、局部变热、疼痛或按压疼痛，切口流脓水，体温 ≥ 38℃ 等症状时，便怀疑出现了骨折术后感染。

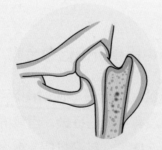

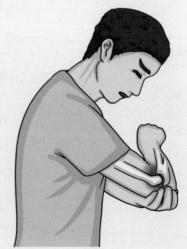

高热　　局部疼痛　皮温升高

为什么会出现术后感染？外伤、手术常与感染相伴

术后感染是由多方面因素造成的，其中主要包括患者与治疗两方面因素。从患者的角度来看，开放性骨折、受伤导致抵抗力降低、术后护理不当、合并糖尿病、年龄较大等都可能是导致骨折后感染的重要原因。从治疗的角度来看，骨折感染也许和手术室准备不充分、消毒不充分相关，但其发生的概率非常小。

如何避免术后感染？从自我管理开始

术后感染虽然严重但并非毫无预防之策。通过下列方式加强术后自我管理，能帮助战胜感染。

1. 严格保持伤口清洁、干燥是预防感染的关键步骤之一。

2. 加强营养，充足的营养对于加速伤口愈合和增强免疫力至关重要。

3. 适当的康复训练，可以促进受伤部位的恢复，减少并发症。

4. 遵从医生的建议，使用抗生素可以有效预防或治疗感染。

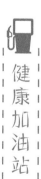
健康加油站

骨折后为什么还容易出现肺部感染

由于老年骨折患者体质较弱、脏器代谢功能退化、免疫力降低，再加上骨折后长期卧床使呼吸系统功能减弱，极容易导致老年患者发生肺部感染。肺部感染

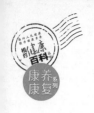

不仅是老年骨折患者的常见并发症，也是老年骨折术后致死的重要原因之一。因此，加强对老年骨折患者肺部感染的预防与控制，也是提高治疗效果的重要举措。

（王楚怀）

6. 为什么**脚痛**还和**痛风**有关系

痛风是因体内尿酸水平升高引起的疾病，尿酸在关节中沉积形成尿酸结晶，导致关节疼痛和炎症。痛风发作时会出现多种症状，其中最"刻骨铭心"的就是脚痛，特别是大脚趾的剧烈疼痛。

知己知彼，百战不殆——了解脚痛的原因

由于足部由多个小关节组成、结构复杂，以及血液循环较缓、足趾关节承受身体重压、局部体温较低等因素，导致尿酸相对容易在足部沉积，因此脚痛症状常见于痛风患者。除踇趾外，其他关节如足踝、膝关节、手腕和手指也可能受到影响。

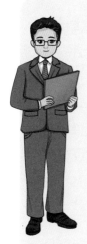

探知体内变化，洞悉身体信号——认识症状

早期识别出痛风症状，寻求专业治疗，有助于缩短疾病周期及改善预后。痛风的主要症状如下。

1. 刺激性关节炎　关节出现明显的红、肿、热、痛，疼痛剧烈似刀割样，易在夜间出现，多首发于跚趾。

2. 痛风石　在痛风发作期间，尿酸结晶在关节周围沉积形成坚硬的痛风石，好发于耳郭以及手指、脚趾等关节。

3. 其他症状　如慢性关节炎、肾脏病变等相关症状。

别让痛风成"痛疯"——积极治疗

很多人痛风发作时风吹一下都痛得要命，为了降低伤害，应积极预防和治疗，主要措施如下。

1. 药物治疗　急性期（明显疼痛时）以消炎镇痛药为主，如双氯芬酸、秋水仙碱、糖皮质激素等。慢性期（没有疼痛时）以降尿酸药为主，如别嘌醇、非布司他、苯溴马隆。

2. 非药物治疗　总的原则是改善生活方式，限制摄入高嘌呤的动物性食品（如动物内脏、海鲜等），避免饮酒及高糖饮料，多运动，减轻体重，注意保暖，多饮水等。

警惕误区

有些常识性的误区需要大家注意。首先，痛风患者常常认为

高嘌呤食物不能吃，其实有些高嘌呤食物如莴笋、菠菜、蘑菇是可以放心吃的，这些蔬菜与高尿酸和痛风发作没有明显相关性，且富含维生素，能促进血液循环，利于尿酸排泄。其次，运动利于预防痛风发作，但注意不要剧烈运动，进行一些有氧运动（如慢跑、游泳等）即可，而剧烈的无氧运动会使尿酸急剧上升。最后，虽说要管住嘴，但也不可过度饥饿，这样会抑制肾脏对尿酸的排泄，同样会导致痛风急剧发作。

（王楚怀）

7. 得了**类风湿关节炎**怎么办

类风湿关节炎作为一种慢性自身免疫性疾病，目前尚无治愈方法，但规范治疗能缓解症状，防止关节畸形和残疾的发生。治疗原则是"早期干预，规范治疗，定期监测与随访"。患者可在风湿免疫科进行药物治疗的同时，接受康复医学科的治疗，并注重日常饮食、心态调整。

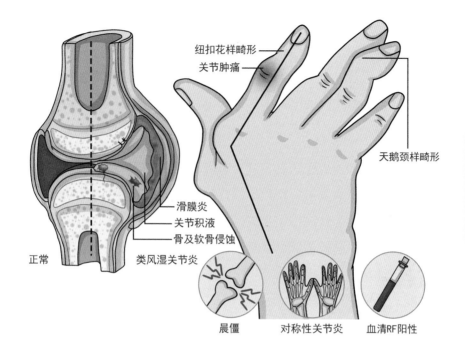

正常　　　　　　类风湿关节炎

纽扣花样畸形
关节肿痛
天鹅颈样畸形
滑膜炎
关节积液
骨及软骨侵蚀

晨僵　　　对称性关节炎　　血清RF阳性

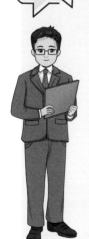

专家说

什么是类风湿关节炎

　　类风湿关节炎是一种狡猾的自身免疫性疾病，它就像一个内奸，在关节内纵火，侵蚀关节，导致晨起时出现关节僵直、肿胀、疼痛等症状。最终，可能导致关节变形，失去正常的活动能力，甚至影响到呼吸、心脏和肾脏系统，降低了患者的生活质量。

得了类风湿关节炎怎么办

　　如果您发现自己有罹患类风湿关节炎的迹象，应立即找风湿免疫科医生进行咨询。他们会开具药物，如非甾体抗炎药（洛索洛芬钠、双氯芬酸钠、布洛芬），这类药物就像灭火器，能够缓解关节炎症。

物理疗法也是重要的治疗方式，如冰敷、热敷、短波治疗等，就像高压水枪控制局部火势（炎症反应），通过增加局部血液循环，促进新陈代谢，增加肌肉柔韧性，起到抗炎、消肿和镇痛的作用。

运动治疗类似于预防性的消防演习。在类风湿关节炎的紧急攻击下，患者需要避免剧烈运动，可以进行肌肉静力收缩训练和四肢关节被动活动训练。当炎症进入慢性期，我们可以寻找专业的康复机构，进行更深层次的关节活动训练和上肢力量训练，或者进行适量有氧运动（如步行、骑自行车、游泳等），以此改善体能、提升肌肉力量。

对于部分病灶难以控制的罕见情况，我们可能需要尝试一些防护装备——矫形器（手指矫形器、手腕矫形器、足部矫形器等），帮助缓解疼痛、保护肌肉和关节，防止和矫正类风湿关节炎造成的畸形。

总的来说，可以将药物治疗、物理疗法、运动疗法、矫形器结合起来治疗类风湿关节炎。

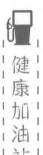健康加油站

类风湿关节炎日常生活应注意什么

饮食方面，建议患者均衡营养，食用高蛋白、低脂、富含维生素与纤维素的食物，多食用鱼类、蔬菜、水果、橄榄油。超重／肥胖者应控制膳食总量，避免体重增加，加重关节负担。类风湿关节炎是慢性疾病，

病情可能反复，要有信心、耐心和恒心，树立正确的慢病管理理念。

（王楚怀）

8. 为什么会得**骨关节炎**

骨关节炎，也称为关节炎或骨性关节炎，是一种常见的关节疾病，特别是在中老年人群中较为常见。主要表现为关节疼痛、肿胀、僵硬和活动受限。那么，为什么会得骨关节炎呢？本文将从本病的多个危险因素展开介绍，让您了解骨关节炎的常见病因和危险因素，做到早期介入，尽量预防本病的发生。

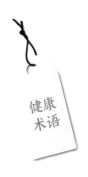

健康术语

骨关节炎指由多种因素引起的关节软骨退化损伤、关节边缘和软骨下骨反应性增生，进而导致的以关节疼痛为主要症状的退行性疾病。常累及软骨、软骨下骨、滑膜、关节囊及关节的其他结构。

总的来说，骨关节炎是一个复杂的疾病，其发生与年龄、遗传、体重、过度使用和关节损伤等有关。通过理解和预防危险因素，患者可以更好地预防和管理骨关节炎，改善生活质量。

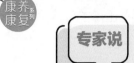

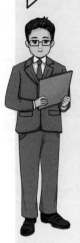

为什么会出现骨关节炎

首先，我们需要了解关节是如何工作的。关节是连接两个或更多骨头的部位，如膝关节连接大腿的股骨和小腿的胫骨。而关节软骨可以减少骨头之间的摩擦，并吸收冲击力量。常见的原因包括：随年龄增长关节软骨发生退行性变，关节负担过重造成关节软骨损伤，关节畸形、发育不良，关节损伤，营养不良，雌激素减少等。

为什么老年人容易出现骨关节炎

随着年龄的增长，关节的保护性软骨逐渐磨损，使得骨头直接相互摩擦，产生疼痛和僵硬。此外，老年人的肌肉力量减弱、关节滑液减少、超重或肥胖也可能加剧骨关节炎的发生。关节的过度使用或者重复的关节活动也可能加大关节磨损，增加患病风险。若老年人曾出现过关节骨折或扭伤，那就更容易在损伤处出现骨关节炎。

如何预防骨关节炎

在日常工作和生活中，要注意做好关节的保护，尽量减少对关节损伤较大的活动，如登山、爬楼和打羽毛球等高等强度运动；挑选适合自己的运动方式，如游泳、骑车、散步等。保持正常体重，可以减轻体重对骨关节的压力和磨损。在日常生活中，要做好关节保暖，避免风寒，以防寒气侵袭及细菌、病毒感染。适当补充氨基葡萄糖和钙剂，可增加软骨和骨骼强度，防治骨质疏松症。

（王楚怀）

9. 为什么我得了 肌筋膜痛综合征

关键词

肌筋膜痛综合征是一种常见的健康问题，其发生与在生活工作中进行长时间的重复性动作、姿势不良及固定姿势、缺乏运动、经常受寒以及关节、肌肉损伤（如关节扭伤、脱位、骨折）等因素有关。本文旨在介绍肌筋膜痛综合征的症状及其防治措施，为您的健康保驾护航。

专家说

什么是肌筋膜痛综合征

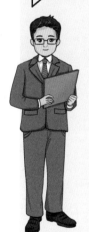

肌肉和筋膜系统受损时，出现肌纤维损伤、局部炎症反应以及肌肉代谢紊乱，最终导致肌肉筋膜系统功能障碍，即形成肌筋膜痛综合征，表现为损伤部位疼痛、酸胀不适，安静不动时疼痛加重，活动后缓解，伴有局部肌肉痉挛、紧绷感，严重者可以摸到硬结节，经常感受到身体僵硬不适及疲劳。

肌筋膜痛综合征"痛"在哪里

肌筋膜痛综合征的疼痛可发生于人体多个部位，只要有肌肉、筋膜的地方均可能出现，比如颈部、肩部、上肢、背部、腰部、下肢等区域，多表现为局部肌肉疼痛，在疼痛区域内常出现明显的能触发疼痛的局部区域（激痛点），疼痛具有传导性。

肌筋膜痛综合征 肌肉损伤

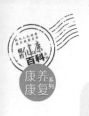

激痛点：是指在骨骼肌纤维中可以触摸到的紧张条索上的高度局限且易激惹的点。这些点在受到压迫时会引起疼痛。激痛点受压时，不仅会在该点引起疼痛，还可能沿着肌肉的走向引起远处的疼痛，这种现象称为放射痛或牵涉痛。在激痛点周围，肌肉纤维常常处于紧张状态，形成紧绷的肌带。当激痛点被触摸或压迫时，可能会引起局部肌肉的短暂抽搐反应。

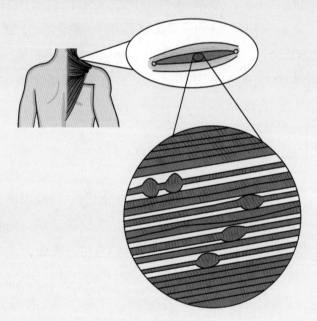

得了肌筋膜痛综合征该怎么办

在工作、生活中要注意控制长时间重复性动作，定时站起来牵伸身体肌肉，保持适量运动。如果改善习惯后，症状仍不缓解，可以去康复医学科接受治疗，康复治疗中的手法治疗（牵伸疗法）、运动疗法（肌力训练）、物理治疗（推拿、激光、超声）等治疗手段都可以促进局部血液循环、缓解肌肉紧张和疼痛。疼痛剧烈时，可服用消炎镇痛药减轻症状。必要时也可以采取其他治疗方法，比如拔罐、针灸、小针刀疗法、神经阻滞疗法、心理疗法等。

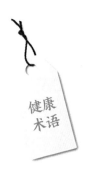

肌筋膜痛综合征是一种常见的肌肉疼痛性疾病，主要特点是患者肌肉内存在一个或多个激痛点，这些点在受到压迫或活动时会引起局部或远处疼痛。以枕、颈、肩、下背部以及股部受累较为多见。

（王楚怀）

10. 为什么**骨骼**还能长**肿瘤**

许多骨肿瘤早期并没有典型症状，老百姓对骨肿瘤的认识较少，往往等肿瘤发展到中晚期才到医院就诊，这不仅增加了治疗难度，而且疗效还很差。本文将阐述骨肿瘤的基础知识和初筛方法，让您能提高警惕，避免延误诊断和治疗。

专家说

为什么骨骼会长肿瘤

骨肿瘤是包括发生在骨内或起源于各种骨组织的肿瘤，以及从其他脏器的恶性肿瘤转移到骨骼的肿瘤，分为良性和恶性两类。

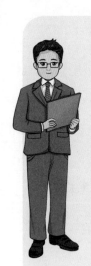

得了骨肿瘤有什么症状

骨关节疼痛是生长迅速的骨肿瘤最显著的症状。开始时疼痛为轻度、间歇性，后来发展为剧烈、持续性，夜间明显，并有局部压痛。此外，骨肿瘤常常表现为局部肿胀和肿块，表面可有皮温增高和静脉膨出。很多患者伴有关节活动受限和功能障碍，表现为走路不流畅、一瘸一拐。有时候骨肿瘤患者会出现病理性骨折，即在受到轻微外力甚至没有外力作用的情况下发生骨折。此外，晚期骨肿瘤患者可能出现贫血、消瘦、食欲下降、体重下降或低热等全身症状。

如何预防骨肿瘤

首先，要加强体育锻炼，增强体质，提高对疾病的抵抗力，增强免疫功能，预防病毒、细菌和真菌感染，现已知许多肿瘤的发生和病毒感染关系密切，还有长期的慢性细菌感染也可使组织发生癌变，因此，发生感染后要及时到医院就诊，及时治疗。其次，要注意避免电离辐射、外伤，尤其在青少年骨骼发育期。

最后还是要说一句，"早发现、早诊断、早治疗"，一直被认为是提高骨肿瘤患者生存率、降低死亡率的关键所在。因此，我们需要在生活中警惕骨肿瘤的蛛丝马迹，及时到医院就诊，做好早期预防和治疗！

（王楚怀）

第四章

肩关节康复怎么办

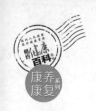

1. 为什么**没受伤**，
肩部还是疼痛

关键词

肩关节　疼痛

很多人可能会疑惑，没有受任何外伤，为什么肩膀会无缘无故疼痛呢？

这可能是由受凉、过度劳累、肌肉劳损、肩周炎、颈椎病等原因引起的。在日常生活中，建议大家注意饮食均衡，保证充足的睡眠时间，避免过度劳累。如果出现不适症状时，建议及时就医治疗。

专家说　**不同病因是如何导致肩部疼痛的**

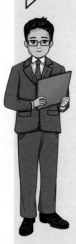

肩部疼痛可能是受凉导致的，如果不注意肩膀部位的保暖，导致肩膀受寒，就可能会出现局部疼痛的症状，甚至会影响正常的活动。过度劳累也会导致肩部疼痛。如果经常从事重体力劳动，可能会使局部肌肉处于收缩的状态，从而出现酸胀、疼痛等症状，特别是肩膀部位受力过重时，疼痛会更加严重。肌肉劳损也是肩部疼痛的原因之一，若长期伏案工作，可能会使肩部长期受到压迫，容易造成局部肌肉劳损，大部分患者会出现局部隐隐作痛的症状，但是疼痛症状一般不会持续太久。肩周炎也是导致肩部疼痛的重要原因，肩周炎可能与长期缺乏运动、长期姿势不良等因素有关，肩周炎患者可能会出现肩部疼痛、活动受限等症状。此外，颈椎病患者可能会出现颈肩痛、颈部发僵、上肢麻木等症状，颈椎病与颈椎发育性椎管狭窄、慢性劳损、颈椎间盘退变等因素有关。

不同原因导致的肩部疼痛如何缓解

1. **受凉**　通过多穿衣物的方式改善，也可以通过泡热水澡的方式缓解。

2. **过度劳累**　可以通过多卧床休息的方式改善，也可以通过按摩放松缓解。

3. **肌肉劳损**　建议患者避免长期伏案工作，注意多加休息，避免过度劳累，也可以遵医嘱通过按摩的方式进行缓解。

4. **肩周炎**　可以在康复治疗师的指导下进行康复治疗，还可根据医生的指导服用非甾体抗炎药进行治疗。

5. **颈椎病**　可以在康复治疗师的指导下进行康复治疗，还可在医生的指导下使用非甾体抗炎药进行治疗。

（孔　瑛）

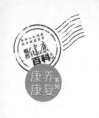

2. 为什么**肩膀疼痛手臂逐渐抬不起来**了

关键词

肩关节　疼痛　手臂抬起

你有没有肩膀疼痛的经历？"肩膀好痛，胳膊抬不起了""肩膀痛到没法梳头、穿衣服"……生活中我们常常听到这样的倾诉。肩膀疼痛、胳膊抬不起来可能是由过度劳累、肩周炎、肩袖损伤、颈椎病等原因引起的，可以通过康复治疗、服用药物等方式改善。本文对疼痛影响手臂抬起的原因进行了一些总结。

专家说　为何手臂抬不起来

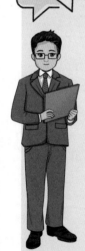

1. 过度劳累　如果长期从事重体力劳动，可能会导致肩膀慢性肌肉劳损，就会出现肩膀疼痛、胳膊抬不起来的情况。

2. 肩周炎　50 岁左右的中年人容易患上肩周炎，如果在患病后没有及时接受治疗，会导致肩部软组织（如关节囊、韧带）粘连，粘连以后会引起局部疼痛以及肩部活动障碍。一般情况下，无骨折也无韧带损伤而出现肩膀长期疼痛，手臂抬不起来，应当考虑肩周炎。

3. 肩关节撞击综合征　肩峰与肱骨大结节相互撞击，引起炎症，通常会伴有肩部活动受限。肩关节撞击综合征可以通过磁共振检查来明确诊断。

4. 肩袖撕裂 肩袖发生外伤或者慢性磨损均可引起撕裂，撕裂后会有肩膀疼痛，手臂无法抬起，并伴有肩部活动受限，可以通过磁共振检查来明确诊断。

5. 颈椎病 颈椎的椎间盘突出可能会压迫到神经根，导致相应神经支配区疼痛、手臂无力、抬不起来，同时会伴有颈椎活动受限。

手臂抬不起来怎么治

如果是过度劳累或受凉导致的疼痛和手臂抬起困难，患者应避免劳累，注意休息，避免拎重物，尽量减少肩膀受力，同时做好身体保暖工作，根据天气变化随时增减衣物。对于肩周炎、肩袖撕裂、肩峰下撞击综合征的患者，首先应将肩部悬吊制动，辅助以热敷、按摩，在医生的指导下服用解热镇痛药。观察3~5天看症状是否缓解，并复诊。还可以进行超短波疗法、磁热振疗法，以及加强肩关节功能的康复锻炼，症状就会好转。如果是因颈椎病导致患者出现肩膀疼、胳膊抬不起来的现象，可以遵医嘱服用甲钴胺片、谷维素片、维生素 B_1 片等药物治疗，并辅以按摩、理疗等康复治疗。

（孔 瑛）

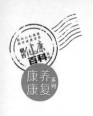

3. 为什么会得**肩周炎**

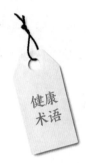

健康术语

肩关节活动： 指肩关节在不同平面上运动的总称。包括前屈、后伸、外展、内收、内旋和外旋。

肩部怕冷、活动受限、肩部疼痛、明显压痛、肌肉痉挛，这些症状你有吗？肩周炎，全称肩关节周围炎，俗称五十肩、冻结肩，是以肩关节疼痛和活动不便为主要症状的常见病症。本病的好发年龄在 50 岁左右，女性发病率略高于男性，多见于体力劳动者。肩周炎通常是由长期受凉、退行性病变、慢性损伤等原因引起的，如果得不到有效治疗，有可能严重影响肩关节的功能活动。

专家说 肩周炎的发病原因

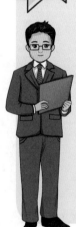

1. 长期受凉　如果不注意肩部保暖、夜间长期露肩睡眠、环境潮湿寒冷等，长期如此就容易导致肩关节受凉，可增加患肩周炎的概率。

2. 退行性病变　随着年龄增加，肩关节、肌肉、筋膜等组织的功能有所下降，对外界力量、刺激的承受能力降低，一旦受重力影响或受到其他刺激，就容易引起肩周炎。

3. 慢性损伤　长期挑担子、背重物、频繁挥动大臂等行为，容易导致肩关节受到慢性损伤。当损伤积累到一定程度时，就会引发局部炎症，与过度损耗、姿势不当等原因有关。

4. 外伤处理不当　肩部受到外伤后通常需要制动休息，如果后期患者没有遵医嘱进行锻炼，而是长期卧床制动，就可能导致肩关节或周围肌肉组织萎缩、粘连，从而引起肩周炎。

5. 其他疾病诱发　例如颈椎病、糖尿病、脑卒中、冠心病等，可因牵涉痛、神经病变等原因导致肩关节出现炎症、疼痛。

肩周炎的表现

1. 肩部疼痛　初起时肩部出现阵发性疼痛，多数为慢性发作，之后疼痛逐渐加剧，为钝痛或刀割样痛，且呈持续性。气候变化或劳累后，常使疼痛加重，疼痛可向颈项及上肢（特别是肘部）扩散。当肩部偶然受到碰撞或牵拉时，常可引起撕裂样剧痛。肩部疼痛早晨轻，夜晚加重，多数患者诉说后半夜常痛醒，尤其不能向疼痛侧侧卧。若因受寒而致痛者，则对气候变化特别敏感。

2. 肩关节活动受限　肩关节向各个方向活动均可受限，以外展、前屈、后伸更为明显。随着病情的发展，由于长期不怎么用到疼痛侧的肩关节，导致关节囊及肩周软组织粘连，表现为梳头、穿衣、洗脸、叉腰等动作均难以完成。

3. 怕冷　患肩怕冷，不少患者终年用棉垫包肩。即使在暑天，肩部也不敢吹风。

4. 压痛　多数患者在肩关节周围可触及明显的压痛点，压痛点多在肱二头肌长头腱沟、肩峰下滑囊、喙突、冈上肌附着点等。

5. 肌肉痉挛与萎缩　三角肌、冈上肌等肩关节周围肌肉早期可出现痉挛，晚期可发生肌肉萎缩。

（孔　瑛）

4. 为什么**治疗肩周炎**仅靠**针灸**和**拔火罐**是不行的

　　肩周炎是很常见的疾病，导致肩周炎的原因有很多，并且也比较复杂，如果不能尽早改善，会导致更严重的疾病，得了肩周炎后，患者要怎么治疗？针灸和拔罐对于肩周炎的治疗有一定的效果，但是并没有根治作用。肩周炎没有特效的治疗方案，需要综合治疗，才能达到最佳的治疗效果。

专家说

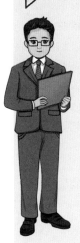

肩周炎是怎么治疗的？这五种治疗方法的效果立竿见影

1. 针灸　当肩周炎患者肩关节周围的软组织出现炎症反应时，针灸肩部穴位，通过刺激穴位，发挥疏通经络、调节气血的功效，减轻肌肉痉挛性收缩的状况，缓解肩部活动受限、肩部疼痛等不适症状。

2. 拔罐　肩周炎患者可以将拔罐作为辅助治疗手段。拔罐是通过负压使穴位深层的淤血以及炎性物质被吸到皮肤表面，起到活血化瘀、消肿止痛、滑利关节的作用。

3. 物理疗法　该方法主要包括超声治疗、磁疗、电疗、热敷等，可以有效缓解疼痛，改善局部血液循环，促进炎症吸收和组织修复。

4. 功能训练　肩周炎患者需限制肩部活动幅度，但适当的功能训练对疾病的缓解有一定的帮助。特别是在缓解期，病症轻微，适当的功能训练能有效防治炎症。肩周炎的功能训练包括关节主动练习和被动练习，比如外展、旋转、屈伸及环转运动，利于将粘连的关节活动开来，并维持关节功能。

5. 药物治疗　疼痛、肿胀等炎症反应是肩周炎的主要症状表现，用药上可选用消炎镇痛药（如非甾体抗炎药）来缓解炎症反应。患者应在医生的指导下用药。

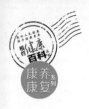

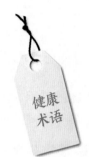

健康术语

主动运动和被动运动： 主动运动是指患者主动参与的运动，包括关节的运动、肌肉力量的训练、日常生活动作的训练等。这种运动方式需要患者凭借自身的意识和努力，通过自身的力量和协调性来完成。被动运动是指患者无须或不能够进行主动活动，仅能凭借外力（机械力或徒手）进行的运动。这种运动方式包括牵引、按摩、关节松动手法、肌肉牵拉等。被动运动需要医生或康复治疗师进行操作和协助。

（孔 瑛）

5. 为什么**肩周炎**患者还需要 **自行在家训练**

　　肩周炎是可以通过自我锻炼进行治疗的，锻炼的目的是改善肩关节的活动度，并且巩固治疗效果。肩周炎患者除应合理地安排自己的工作、学习和生活外，每天还要安排一定的时间进行功能训练，这对肩周炎的恢复是十分重要的。大多数人往往对功能训练不予重视，常因畏痛而不敢活动肩关节，从而减小了肩关节的活动度，失去了最佳锻炼时机。时间一久，局部组织血流减慢，代谢降低，渗出增加而发生水肿、粘连，最终使肩关节的活动度更加受限以致冻结，此时后悔已来不及。

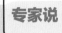

专家说

肩膀痛，莫瞎动，医生指导后再行动

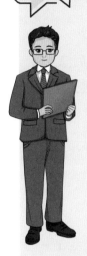

　　功能训练的目的在于恢复关节固有的生理功能。根据医生及康复治疗师的指导意见，在家进行合理的功能锻炼，能巩固和加强手法治疗的作用，促进局部血液循环，疏通经络，增加关节及周围组织的活动量，促进水肿吸收，解除肌肉痉挛，增强代谢，减少发生粘连的机会，恢复正常的生理功能。常见的训练方法如下。

　　1. 爬墙运动　患者面对墙壁站立，用患侧手臂沿墙壁慢慢向上爬动，到能举起的最高点停留 10~15 秒，然后慢慢收回，如此反复。如果肩关节侧举不能达到正常角度，也可以通过爬墙运动进行改善，方法同面对墙壁站立时一样。

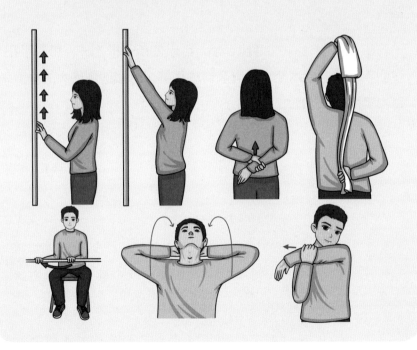

2. 外旋运动 坐正，手持木棍，整个过程保持肘关节紧贴身体，健侧手用力向左右两侧推拉木棍，从而带动患侧肩关节反复内旋、外旋。每组重复5~10次。

3. 前屈外展运动 平卧、屈膝，将双手置于头颈后方（肩关节前屈），起始位置是肘关节竖起，肘部逐渐外展至贴近床面（前屈、外展），每组重复5~10次。

4. 背部牵拉运动 直立位，起始位为患侧手扶住健侧肩，用健侧手抓住患侧肘关节向健侧施力，从而牵拉患侧肩背部。重复5次，每次坚持20秒。

5. 摸背运动 健侧手在上，抓住毛巾上端，患侧手在下，抓住毛巾下端，呈搓背状，用健侧手向上拉动毛巾带动患侧手内旋、内收，重复多次，循序渐进。此动作为高阶动作，初期不要勉强。

6. 如果是上举或背伸受限，可以使用一根木棒，患侧手和健侧手同时握住木棒，以健侧带动患侧，尽量达到最大的角度，每次坚持1~2分钟。

（孔　瑛）

6. 为什么**肩周炎**需要**做手术**

为啥肩周炎总是治不好？说实话你可能治错啦！肩周炎不同病变时期和不同严重程度采取的治疗方法不同。肩周炎是一种慢性疾病，通常在疾病初期采取保守治疗，既可以使症状获得改善，也不需要开刀。一旦肩周炎进入严重阶段，出现剧烈疼痛、活动受限，则需要进行手术治疗。肩周炎患者何时能够开刀，具体情况可以到骨科门诊进行问诊咨询，专科医生会根据患者的病情，提供合理化的治疗建议。

保守治疗以及手术治疗怎么选

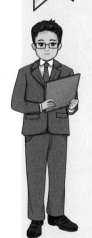

随着肩周炎病情的不断进展，会引发严重且持续的疼痛，肩关节主动活动和被动活动均受限，肌肉会出现萎缩，甚至会伴有手臂三角肌区域酸胀、疼痛等临床症状，严重干扰日常生活。如果患者出现了上述情况，要不要做手术主要是看患者肩周炎症状的轻重程度。如果说患者的肩周炎症状比较严重，通过保守治疗，诸如进行药物、理疗以及功能训练后，仍无法减轻肩关节症状，并且肩关节的活动度受到明显的限制，严重影响了患者的正常生活，就需要行手术治疗。通过手术处理，切除粘连，去除炎性病变，能够迅速

恢复肩关节的活动范围，解除肩关节疼痛，使患者术后生活质量明显提高。手术治疗后一定要多活动肩关节，以防止肩关节周围的韧带 / 关节囊出现再次粘连，导致肩周炎复发。

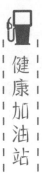

健康加油站

肩周炎疾病进展过程如下。

1. 急性期（凝结期）　病变主要位于关节囊，拉伸肱二头肌时，有不适及束缚感，肩前外侧疼痛。这一时期持续 1~3 个月。

2. 慢性期（冻结期）　随着病情的加剧，进入冻结期。此期除关节囊严重萎缩外，关节周围大部分软组织受累，有粘连发生。这一时期为持续性肩痛，患者不敢患侧卧，疼痛夜间加重，影响睡眠。肩关节外旋、外展和屈曲活动受限，此期达到高峰，以外旋受限为重，可能影响穿脱衣服、从高处拿取物品、修饰、洗澡等日常生活。长期负重和制动可出现继发性上臂肌肉萎缩、无力。这一时期持续 3~9 个月。

3. 功能康复期（解冻期）　发病后 7~12 个月，炎症逐渐消退，疼痛逐渐减轻，肩部粘连缓慢松解，活动度逐渐增加。

（孔　瑛）

7. 为什么会得
肩关节撞击综合征

肩关节撞击综合征又称肩峰撞击综合征，肩关节上举时，肩峰下间隙内结构与喙肩弓之间反复摩擦、撞击，导致肩峰下组织炎症、退变，甚至肩袖撕裂，引起肩部疼痛和功能障碍。肩关节撞击综合征是肩部疼痛和功能障碍的常见原因之一。

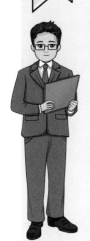

专家说

肩关节撞击综合征是如何形成的

肩关节撞击综合征的产生原因为肩峰下表面与肱骨大结节之间发生异常摩擦，由于两个骨性结构之间存在肩袖组织，所以相当一部分肩关节撞击综合征患者会同时合并肩袖肌腱损伤。肩关节撞击综合征的形成原因，需区分原发性撞击综合征以及继发性撞击综合征，原发性撞击综合征与肩峰发育异常、喙肩韧带增生、肩关节频繁上举等有关。而继发性肩关节撞击主要与肩袖撕裂、肩周炎等有关。

原发性撞击综合征的损伤机制

1. 肩峰发育异常 肩峰就像是压在肩袖上方的一块天花板，约 17% 的人肩峰下表面是平坦的，43%的人肩峰下表面是弧形的，此外还有 40% 的人肩峰下

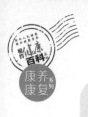
表面是呈钩状的。对于钩状肩峰和一部分弧形肩峰的人，更容易发生肩峰与肱骨大结节之间的撞击，发生肩袖肌腱损伤的风险也相应增加。

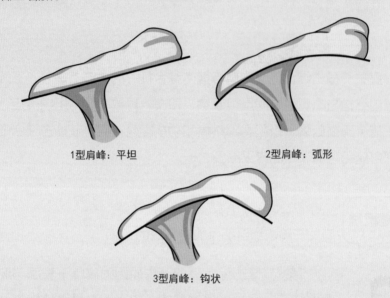

1型肩峰：平坦　　2型肩峰：弧形

3型肩峰：钩状

2. 喙肩韧带增生　喙肩韧带增生后，肱骨易向前上方活动，也会造成肱骨大结节之间发生撞击，通过 X 线片及磁共振检查能进一步确诊。

3. 肩关节频繁上举　尤其是在负重状态下反复抬肩，肌肉收缩也同样容易使肩关节出现原发性撞击，导致肩关节撞击综合征。

继发性撞击综合征的损伤机制

1. 肩袖撕裂　如果患者出现肩袖撕裂，可使肱骨头上移，造成肱骨大结节与肩峰距离狭窄，从而在肩部活动时引起继发性肩关节撞击，导致疼痛、活动受限以及无力等临床表现。

2. 肩周炎　肩周炎以肩关节活动受限为主，也可使肱骨头上移，造成肱骨大结节与肩峰距离狭窄，导致肩关节撞击综合征。

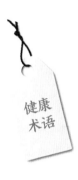

健康术语

喙肩弓是一个位于肩关节上方的骨 - 韧带复合结构，主要由喙突、肩峰以及喙肩韧带组成。它形成一个穹窿样结构，位于肱骨头上方，有保护肱骨头不向上内方脱位的关键作用。喙肩弓与肱骨头之间形成了一个特定空间，即肩峰下间隙。

（孔　瑛）

关键词

肩袖损伤　手术治疗

8. 为什么**肩袖损伤**需要**做手术**

肩袖肌群由冈上肌、冈下肌、小圆肌及肩胛下肌组成，这四块肌肉在肱骨头的前、上、后方形成"套袖"一样的结构，被形象地称为肩袖，具有维持关节腔密闭性、支持和稳定关节的作用。当这些肌腱受损时，即为肩袖损伤。肩袖损伤是引发肩周疼痛、肩关节功能障碍常见的疾病之一。若长期进行肩关节极度、反复外展运动（如自由泳、仰泳、蝶泳、棒球、举重、拍球运动等）易诱发本病。如果发病后不及时接受治疗，可能会出现肩关节不稳或继发性关节挛缩，导致关节功能障碍。

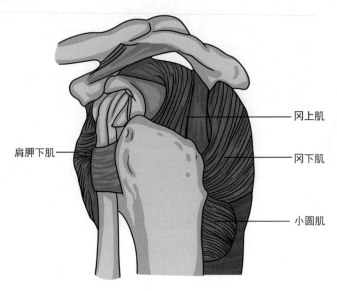

肩胛下肌

冈上肌

冈下肌

小圆肌

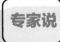

专家说

什么情况下肩袖损伤需要做手术

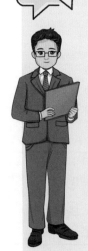

通常出现肩袖明显损伤、组织完全断裂、肩关节稳定性下降、发展为慢性损伤、长期治疗没有效果等情况下，可以通过手术促进肩袖的修复。

1. 出现明显损伤　肩袖损伤是一种较为常见的外伤，通过影像学检查，发现肩袖有明显的损伤，此时就需要进行手术治疗，保守治疗见效比较慢。

2. 组织完全断裂　如果肩袖损伤的情况比较严重，导致局部组织完全断裂，也需要及时采取手术治疗，否则会引发永久性损伤。

3. 肩关节稳定性下降　由于肩关节受损后，可能会损伤骨骼，使局部稳定性下降，这种情况通过保守治疗无法完全医治，所以也需要手术治疗。

4. 发展为慢性损伤　如果患者没有及时采取治疗措施，导致肩袖损伤发展成慢性损伤，一般只能通过保守治疗的方式控制疾病进展，无法完全治愈，所以也要及时进行手术治疗。

5. 长期治疗没有效果　对于老年人以及身体较为虚弱的人群，只通过保守治疗的方式医治，往往无明显效果，所以建议积极进行手术治疗。

健康加油站

　　肩袖损伤非手术患者的康复治疗：早期可采用冰敷的方式，减轻急性肿胀和炎症，并有一定的镇痛作用。应注意休息，减少肩关节活动，尤其应减少上肢举过头顶的动作。如果患者症状较轻，可以遵医嘱通过药物（如布洛芬缓释胶囊、塞来昔布胶囊等）进行治疗。针对出现炎症的组织使用传统理疗（如脉冲激光、磁振热、干扰电等）消炎镇痛。此外，还可以在康复治疗师的指导下进行肩部肌肉拉伸训练、肩部肌肉力量训练等。

（孔　瑛）

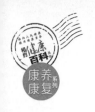

9. 为什么会得
钙化性肌腱炎

关键词

钙化性肌腱炎 病因 症状 治疗

肩痛是由肩周炎还是肩袖损伤导致的？傻傻分不清楚。别急！钙化性肌腱炎也会导致肩痛。钙化性肌腱炎是指钙盐沉积在肌腱中，最常见的是沉积于肩关节的肩袖肌腱，尤其是冈上肌肌腱。该病多见于30~50岁的运动人群，以中青年女性多见。钙化性肌腱炎的症状会因钙化的程度不同而产生差异，大多数患者会出现中度至重度疼痛，尤其在肩部活动后症状加重；少数人在休息时也会感到剧烈疼痛，会有关节活动受限、僵硬和夜间疼痛的表现。

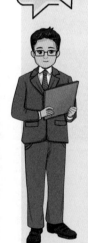

专家说 为什么会得钙化性肌腱炎

　　钙化性肌腱炎是发生于肩袖周围的疼痛性疾病，与钙盐（主要是羟基磷灰石）的沉积有关。钙化性肌腱炎的病因不明。一般认为是肌腱退行性变，由于营养不良导致钙化。该病引起肩部疼痛的主要原因是，钙盐沉积刺激肌腱导致肿胀，当上臂上下活动时，肩峰下的沉积物在滑动时会产生卡压疼痛。

钙化性肌腱炎有什么症状

　　1. 钙盐吸收阶段可出现肩部剧烈疼痛，夜间可痛醒。

2. 肱骨大结节处压痛明显。

3. 患者通常在钙化阶段的吸收期，因疼痛剧烈、夜间痛醒寻求治疗；也有一部分患者在评估肩关节撞击综合征时偶然发现。

4. 患肢无力，手臂上举困难。

得了钙化性肌腱炎怎么办

1. **中医疗法**　中医药结合热敷、按摩等方法来治疗，疗效较为稳定、理想。相较于其他疗法，具有标本兼治的优势，能镇痛消炎、舒筋活络。

2. **物理治疗**　如热疗、红外线疗法、微波疗法、超短波疗法等，都有不错的疗效。

3. **体外冲击波治疗**　使用声波来消除肩袖的钙化灶。将不同能量的冲击波作用于钙化灶，以达到粉碎钙化点的目的。

4. **B超引导下针刺抽吸法**　在超声影像引导下，以细针穿刺入钙化灶进行抽吸，再用生理盐水冲洗病灶，以达到治疗效果。

5. **手术治疗**　保守治疗失败后，可选择手术治疗，通常在关节镜下进行，包括去除钙化灶及肩峰成形术。

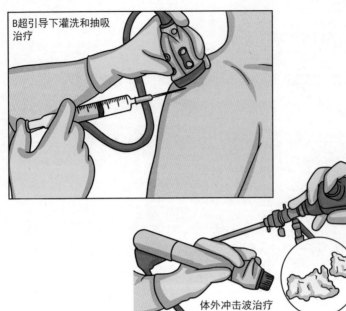

B超引导下灌洗和抽吸治疗

体外冲击波治疗　　关节镜治疗

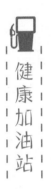

健康加油站

钙化性肌腱炎的病变主要分为四期。

1. 形成期　钙沉积开始形成，并逐渐增多。

2. 静息期　钙沉积保持稳定，这些沉积物可能会使患者有剧烈疼痛感。

3. 吸收期　可能发生炎症反应，钙沉积偶尔会渗漏到肩峰下囊，这通常会引起剧烈疼痛。

4. 钙化后期　沉积物被吸收，重建肌腱的正常结构，患者一般症状相对稳定。

（孔　瑛）

10. 为什么会得
肱二头肌长头腱鞘炎

什么是肱二头肌长头腱鞘炎呢？可能很多人会感到陌生，其实这也是导致肩部疼痛的疾病之一。肱二头肌长头腱鞘炎是指位于肩关节部位的肱二头肌长头，由于肩部长期过度活动或急性损伤等原因引起腱鞘充血、水肿、粘连、增厚，导致肱二头肌长头肌腱的滑动功能障碍，从而出现肩部疼痛或者活动受限的症状。

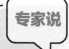 **专家说**

为什么会得肱二头肌长头腱鞘炎

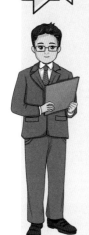

1. 急性外伤 急性外伤可导致腱鞘受损，如肩峰下撞击，容易出现炎症反应，同时外伤可导致结节间沟变浅、表面粗糙不平，更容易加剧腱鞘磨损。

2. 慢性劳损／机械磨损 肱二头肌长头肌腱由于其特殊的解剖结构，在日常生活和工作中，容易发生腱鞘磨损，久而久之腱鞘易出现无菌性炎症。

3. 炎症反应 肩关节的慢性炎症也容易引起长头肌腱鞘充血、水肿、细胞浸润，甚至纤维化、腱鞘增厚、粘连形成，使腱鞘滑动功能发生障碍。

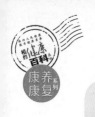

肱二头肌长头腱鞘炎有哪些诱发因素

寒冷刺激，肩部受凉，长期进行体育锻炼或体力劳动，日常对肱二头肌的使用较多易诱发肱二头肌长头腱鞘炎。

肱二头肌长头腱鞘炎有哪些典型症状

1. 肩关节疼痛 主要位于肩关节前部，尤其在结节间沟及其上方，疼痛范围可涉及上臂前外侧。一般在活动后和夜间疼痛较为明显，休息后可减轻。

2. 关节活动受限 早期肩关节活动无明显受限，随着病情进展，部分患者可出现肩关节活动受限，严重者可出现肩关节僵硬、肌肉萎缩甚至冻结肩等。

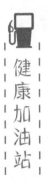

健康加油站

肱二头肌长头腱鞘炎的康复治疗

1. 急性期 可采用冰敷、悬吊疼痛侧上肢的方法，尽量避免做引起疼痛的动作。

2. 恢复期 训练肩关节的活动度，可选用手臂爬墙、木棍带动手臂外旋等动作。

训练肩周肌群肌力，主要有肱二头肌、肱三头肌以及肩袖肌群，以帮助稳定肩关节和减少肱二头肌代偿。

（孔　瑛）

11. 为什么我的**肩膀**
经常**脱臼**

关键词

我们常说的肩膀脱臼，医学上叫作肩关节脱位，而经常脱臼则被叫作"复发性肩关节脱位"，也称为"习惯性肩关节脱位"。肩关节是上肢最大、最灵活的关节，最容易发生脱位。在第一次脱位后，如果没有得到及时、有效的治疗，比如脱位后恢复时间不足，或者没有进行康复训练，就很容易变成习惯性脱位。

专家说

为什么肩关节容易发生习惯性脱位

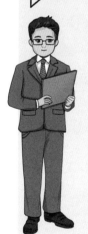

肩关节容易发生脱位与其自身的结构有关。肩关节主要是由关节盂和肱骨头以及周围的韧带等组成的。肱骨头比关节盂大，并且周围的韧带比较薄弱，可以把肩关节想象成放在球托上的高尔夫球。在受到外力冲击后，"高尔夫球"就容易脱离"球托"，从而导致关节脱位。而肩关节第一次脱位后，如果没有及时进行复位治疗、复位后制动时间不足、合并了骨折或者韧带撕裂、肩关节周围肌群薄弱等，都会导致原就不稳定的肩关节雪上加霜，出现习惯性脱位。严重情况下，穿衣服或者睡觉翻身都会发生脱位，非常影响生活质量。

复发性肩关节脱位 习惯性肩关节脱位 脱臼

发生肩关节脱位后该怎么办

肩关节脱位一般发生在运动时，肩关节脱位后会出现肩部疼痛、肿胀、活动障碍和方肩畸形。一旦出现肩关节脱位，应第一时间停止活动，可以用衣服托起肘部，避免活动受伤的肩部，然后立即前往最近的医院就诊。因为仅凭经验或者肉眼判断，不能确定是否存在骨折和其他损伤，因此千万不要学小说或者电视剧里的江湖大侠自己徒手复位！

如何预防和治疗习惯性肩关节脱位

首先要避免发展成习惯性肩关节脱位。在发生第一次肩关节脱位后，要及时正确复位，复位后至少限制肩关节活动 4 周，肩关节基本恢复以后，逐渐开始康复训练，训练肩关节周围的肌肉，增加肩关节的稳定性。

如果已经变成了习惯性肩关节脱位，那就需要进行手术治疗。目前首选方法是微创关节镜手术修复，通过手术恢复肩关节的稳定性。手术后也需要配合康复训练，来恢复肩关节的活动度。

（曾凡硕　吴　霞）

12. 为什么医生说
我有 **SLAP 损伤**，
SLAP 损伤是什么

　　SLAP 指的是肩胛部上盂唇前后位损伤，看上去复杂难懂，但实际上我们可以将其简单理解为肩关节上的一个部位。SLAP 损伤，即这个部位因各种原因导致的损伤。SLAP 损伤常发生于进行过顶活动时，如投掷标枪、排球扣球等动作。主要表现为肩部疼痛或者有弹响，依据损伤情况可进行保守治疗和手术治疗。

专家说

为什么会发生 SLAP 损伤

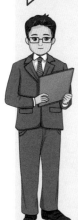

　　SLAP 作为肩关节的组成部分，与肱二头肌相连。当肩关节处于外展和外旋位时，肱二头肌会被拉伸，容易导致相连的 SLAP 损伤。损伤可能是急性的，也可能是慢性过度使用导致的。

SLAP 损伤后该怎么治疗

　　对于专业大夫而言，SLAP 损伤的诊断同样需要谨慎判断，如果肩关节持续疼痛不能缓解，建议到专业医院就诊。SLAP 损伤分为四类，需要根据不同的类型选择不同的治疗方案。如果选择的是保守治疗，

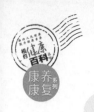

患者可以通过止痛药、康复理疗缓解疼痛，还可以通过康复训练加强肩关节周围肌肉的力量，维持肩关节的活动度。如果保守治疗效果不佳，则需进行手术治疗。

SLAP 损伤做完手术后需要进行康复训练吗

SLAP 损伤并不是做完手术就彻底恢复了，术后的康复训练也相当重要，可以帮助肩关节恢复损伤前的活动度和力量。术后不同阶段有不同的康复训练目标：术后 3 周内，主要以减少肌肉萎缩，减少肿胀、疼痛和炎症为主；术后 4~6 周可以逐渐增加关节活动度，增强上肢肌力；术后 7~12 周可以逐渐恢复全范围运动。康复训练内容包括关节活动和肌力训练两大部分，其中关节活动又包括被动活动、主动活动和主动辅助活动。SLAP 损伤后康复是一个相对长期的过程，前期需要在专业康复治疗师的指导和辅助下进行训练，避免动作错误而加重损伤，到训练后期可以进行居家康复训练。

（曾凡硕　吴　霞）

13. **锁骨骨折**了怎么办

锁骨骨折约占所有骨折的 2.6%，常发生于儿童和青壮年，一般为摔倒时肩部直接着地导致。那么，什么是锁骨骨折？锁骨骨折发生后该怎么办？本文将讲解锁骨骨折的相关知识。

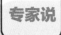

专家说

为什么锁骨容易发生骨折？锁骨骨折有什么症状

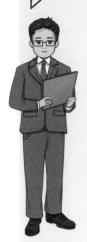

锁骨是连接上肢与躯干的唯一"支架"，整体呈"S"形，位置表浅，在体表就可以摸到，"S"的中间部分，即锁骨中段，缺少韧带附着保护，是锁骨中最薄弱的部分，因此容易受伤导致骨折。

锁骨骨折可以分为不同的类型，但骨折的表现大致相似，都存在受伤部位肿胀、疼痛以及活动受限。同时因为锁骨邻近皮肤，所以常见血肿和皮下瘀斑，以及骨折成角或者移位出现隆起。

锁骨骨折怎么治疗

轻微的锁骨骨折，尤其是不伴移位的锁骨中段骨折，通过肩部制动、局部理疗等保守治疗的方式，主要包括悬吊制动、"8"字绷带等方法，一般恢复良好。如果是开放性骨折，则应采取手术治疗。

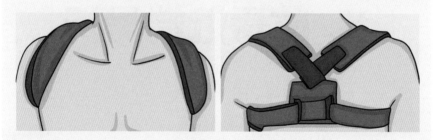

骨折后 / 骨折术后应积极进行康复治疗

无论采取保守治疗还是手术治疗，术 / 伤后均应积极进行康复治疗，以利于恢复肩关节功能。不同阶段有不同的康复训练方

锁骨骨折 康复治疗

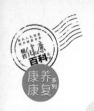

式，为了避免盲目训练加重损伤，需要到专业的康复医学科进行训练。术 / 伤后第 1 周应保持肩部固定，此时主要进行主动关节活动度训练；第 2 周在不引起肩关节疼痛的前提下做垂臂钟摆练习、增加手指等张握力练习等；第 3 周开始做肩关节的被动活动度训练和肌力练习；第 4~8 周继续之前的练习；骨折愈合解除外固定后（一般为 6~8 周），进行全面的肩关节活动锻炼；第 8 周以后，可增加训练强度，应用关节松动术改善关节周围软组织（如关节囊）的紧张度，恢复其柔韧性、伸张度及关节活动度，应用蜡疗或局部中药熏洗，改善血液循环，增强关节松动术的效果。

（曾凡硕　吴　霞）

14. 肱骨近端骨折
怎么办

　　肱骨近端骨折是指肱骨靠近肩关节的部分发生骨折，也叫肱骨上段骨折。本文简要介绍成人肱骨近端骨折的相关知识。

肱骨近端骨折应该怎么治疗

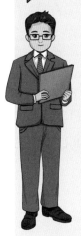

肱骨是最大的上肢骨，肱骨近端是肩关节的组成部分，分为4个部分，包括解剖颈、外科颈、肱骨大结节和肱骨小结节。特殊的位置和解剖结构，导致肱骨近端骨折的分类非常复杂。因此，肱骨近端骨折的治疗选择比较复杂，即使是专业的医生，在选择治疗方案的时候也要综合考虑。但不管是保守治疗还是手术治疗，都需要结合康复治疗，从而促进骨折的愈合和恢复。

肱骨近端骨折后的康复治疗

肱骨近端是肩关节的重要组成部分，所以肱骨近端骨折需要重点进行肩关节的康复治疗，旨在恢复肌肉力量和关节活动度，具体的肩关节康复方式可见后文。虽然普遍观点认为需要尽早开始康复治疗，但是开始康复治疗的最佳时间还没有明确。在骨折固定2周后开始轻微的活动锻炼并不会影响骨折的恢复，可以改善肩关节的活动度。因此，建议在疼痛得到控制的情况下，可以在伤后2周到康复医学科开始进行系统训练。

（曾凡硕　吴　霞）

关键词

肱骨近端骨折　康复治疗

15. 为什么**肩关节置换术后**需要进行**康复训练**

肩关节置换术主要用于改善肩关节无法缓解的疼痛和活动受限。肩关节的问题，并不是做完手术就能彻底解决，术后康复对手术后的恢复效果至关重要。手术后需要配合规律的康复训练，才能让肩关节恢复正常的活动，达到最佳的手术效果。

 为什么术后要进行康复训练，回家静养不行吗

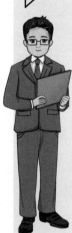

在做完手术后，大夫一般要求肩关节制动，很多人会选择回家静养，并且肩关节能不动就不动。直到肩关节活动不开，甚至活动程度还不如手术前，才后悔没有尽早开始康复训练。人体遵循用进废退的原则，肩关节也是这样。长期制动会使肩关节及周围组织出现明显的挛缩和粘连，导致肩关节的活动度减小，严重的话会出现关节僵硬。因此，在肩关节置换术后，既需要休息让肩关节恢复，同时也需要配合系统的康复训练来恢复肩关节的活动和功能。

肩关节置换术后如何进行康复训练

虽然术后的康复训练很重要，但是关节活动也不是越多越好，需要循序渐进。术后早期（0~6周），患者应佩戴好支具，可以在他人辅助下进行肩关节各个方向的运动，如耸肩、夹背、钟摆运动、擦玻璃、擦桌子等。术后 7~12 周，逐渐停止使用支具，在前期运动的基础上，肩关节各方向可进行主动运动并逐渐增加轻度抗阻训练，可以开始进行日常的生活活动；术后 12 周后，可以继续增加肩关节各方向关节活动度训练，可使用辅助工具（如弹力带、哑铃、沙袋等）增加抗阻训练强度；到康复后期，可以进行功能性练习，同时鼓励患者针对肩关节进行更高要求和更加复杂的动作锻炼，如网球、保龄球、游泳和合适的室内活动等。需要注意的是，上面提到的康复训练，一定要在康复医学科医生的指导下进行，若盲目锻炼，不仅无法促进恢复，反而会加重损伤。

（曾凡硕　吴　霞）

16. 为什么做完**肩关节手术后关节活动度降低**了

首先，我们要知道肩关节的正常活动范围是：前屈 0~180°、后伸 0~50°、外展 0~180°、外旋 0~90°、内旋 0~90°。不可避免的是，肩部手术后肩关节的修复需要一段时间。因为肌肉和组织还没有完全恢复，所以术后需要避免或限制某些运动，以防对手术部位造成额外的压力或损伤。但因缺乏锻炼，易引发肌肉粘连、关节僵硬、活动障碍，最终导致肩关节手术后活动度下降。

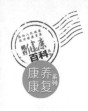

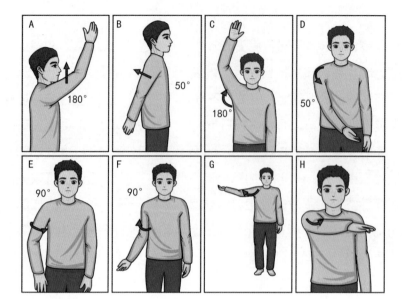

肩关节手术后关节活动度降低的原因有哪些

　　肩关节手术过程中可能会引发神经损伤（特别是腋神经损伤，可导致肩外展无力）；肩关节周围的肌肉损伤（肩袖损伤），这些都会导致肌肉力量减弱，影响肩关节的活动范围。肩关节手术后，长时间的肩关节制动导致肩关节僵硬、软组织粘连、肌肉萎缩，从而导致肩关节活动度降低。

为什么肩关节手术后需要一定时间的固定、制动

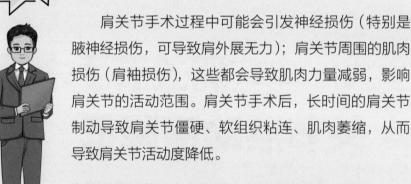

　　肩关节手术后制动利于度过危险期，但可能增加新的功能障碍、加重残疾。制动是什么意思，是不让动吗？其实不对，制动是限制活动，肩膀一动不动必然会产生关节粘连。也就是所有的组织看起来长得很好，但是肩膀依然会痛，依然会活动不开。骨科患者，尤其是骨折或者重建手术，术后一般会被建议患肢制动。骨折术后制动是指限制负重，在床上可以进行保护性的关节屈伸功能锻炼。一动不动必然会造成关节僵硬，后期关节功能丧失，所以，术后需要根据病情谨遵医嘱尽早开始进行肩关节功能训练，避免关节粘连。

如何训练才能增加肩关节手术后关节活动度

每个人术后恢复情况不同，能够做的康复训练也不一样。一般来说可以分为 4 个阶段。第 1 阶段（术后 1 周内）肩关节制动，手腕、肘可主动活动。第 2 阶段（术后 2~6 周）进行被动活动度训练，逐步增加关节活动度。第 3 阶段（术后 7~12 周）可进行主动活动度练习。第 4 阶段（术后 13~16 周）为后期肌力强化期，训练目的为完全恢复患者肩关节活动度，以抗阻及强化训练为主，逐渐进行肩关节各方向牵拉、力量训练、对抗训练。

（曾凡硕　李瑞璠）

17. 为什么做完**肩关节手术后力量不够**了

肩关节手术可能引起肌肉萎缩、功能障碍及关节粘连等症状。同时，长时间进行关节制动对肩周韧带、滑囊及肌腱等软组织的继发性伤害，容易导致肩关节术后力量不够、平衡能力减弱。

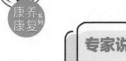

关键词

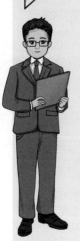

关节制动 肌肉萎缩 肌力下降

肩关节手术后力量不够有以下几个原因。

1. 关节制动 是指长时间保持关节处于静止或受限制的状态，可能导致关节和周围组织的不适或疼痛，并导致血液循环减少。

2. 肌肉萎缩 肌肉萎缩是由不同病因引起的肌肉纤维变细和肌肉体积减小，进而导致肌力下降，会对患者的生活质量和日常功能带来显著影响。患者可能出现肌肉无力、肌肉酸痛、运动障碍等症状。

3. 术后粘连 术后粘连会导致无法完全伸展或弯曲关节，使关节僵硬，限制关节的活动能力，影响患者进行日常活动。

肩关节手术后怎样防止出现力量减弱

肩关节手术后防止出现力量减弱的重点是保持肩部的基本功能和肌肉力量，防止因术后不活动而导致肌肉萎缩和功能减退。肩关节手术后应加强关节活动度的锻炼，保持肩关节的灵活度，防止关节僵硬。引入轻度抗阻力训练，同时避免肌肉过度疲劳和潜在的受伤风险。此外，增加肩部周围的肌肉锻炼，防止肌肉萎缩和功能丧失，促进肌肉力量和关节功能的逐步恢复，从而为肩关节手术后的力量恢复提供基础。

怎样做能增强肩关节手术后的肌肉力量

肩关节手术后的肌肉力量增强以增强肌力和提高耐力为主，目的是促进肩关节的全面康复。首先，及早开始物理治疗，进行肩关节稳定性锻炼。其次，强调肩关节周围肌肉的平衡性，避免肌肉功能失调。然后，进行定向的肌肉锻炼，以增强肩关节周围肌群的力量。最后，在肌肉力量和稳定性逐渐恢复的情况下，制订渐进式抗阻力训练计划，增加负荷和抗阻力训练，从而获得更加理想的肩部力量增强效果。

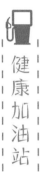

健康加油站

肌力分级

肌力是指骨骼肌收缩产生的最大力量，反映了肌肉收缩的强度和功能状态。它是评估肌肉功能和神经系统状况的重要指标之一。

肌力分级系统是一种用于量化和描述肌力水平的方法，通常分为 0 到 5 级，有时还包括更详细的中间级别，以提供更精确的评估。以下是常用的肌力分级描述（表4-1）。

表4-1　肌力分级

0 级	肌肉完全无收缩，没有肌力
1 级	有肌肉收缩迹象，但没有关节运动
2 级	在消除重力影响的情况下能完成部分关节活动
3 级	能在重力作用下完成全范围关节活动，但不能克服外力
4 级	能在重力作用下完成全范围关节活动，并且能克服一些外力
5 级	能在重力作用下完成全范围关节活动，并能克服重力和重力外的全力

（曾凡硕　李瑞璠）

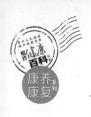

18. 为什么**做完肩部手术后**很多**家务活干不了甚至无法自理**

关键词

关节疼痛 关节粘连

手术后无法做家务或自理主要是因为手术部位需要恢复，而肩部作为人体中活动范围最大的关节之一，其康复过程特别关键。首先，肩关节的复杂性在于它拥有广泛的运动范围，参与上肢日常几乎所有的活动。旋转袖修复、关节置换或是骨折固定等肩部手术，通常涉及骨骼、肌腱、肌肉以及其他软组织的修复或重建，手术后这些结构需要时间来愈合，肌力会因此下降。其次，为了保障手术部位愈合，医生通常会推荐患者在术后一段时间内限制肩关节活动。这意味着，患者在康复期间可能无法进行抬高手臂、旋转肩部等常规动作。最后，肩部手术后的疼痛和不适也会限制患者的活动能力。即使在非活动状态下，肩部也可能感到疼痛，而任何尝试活动的动作都可能加剧这种疼痛。

术后肩关节粘连的预防和治疗方法有哪些

术后肩关节粘连是一种常见的并发症，预防和治疗的关键在于早期干预和适当的康复训练。预防上，应在术后尽早进行温和的肩关节活动练习，以防止关节僵硬和粘连。这些练习包括被动运动和主动运动，目的是保持关节活动范围，促进血液循环。治疗方面，物理治

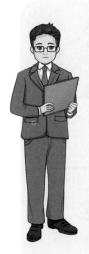

疗（包括超声波、热疗等）是首选方法，同时应加强肩关节的拉伸练习，以减轻疼痛和促进组织愈合。在一些症状严重的情况下，可能需要手术介入以解除粘连。同时，患者应该与治疗师密切配合，遵循个性化的康复计划，耐心地进行康复训练，以达到最佳的治疗效果。

术后如何缓解肩关节疼痛

首先要遵医嘱适当休息，避免过早或过度使用受伤的肩关节。可以采取冷敷或热敷的方法来减轻疼痛和消除炎症，冷敷通常适用于术后初期，有助于减少肿胀和疼痛，而热敷有助于放松肌肉、促进血液循环。适度的运动疗法也非常重要，早期进行适当的肩关节活动可以预防关节僵硬，康复治疗师会指导患者进行安全、有效的康复训练。最重要的是，患者要有耐心，在医生和物理治疗师的指导下逐步恢复，避免急于求成，导致伤势复发。

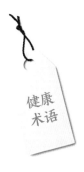

健康术语

关节粘连对关节活动度的影响

肩关节粘连会对肩关节的活动度产生负面影响，限制肩关节的正常活动范围，包括肩关节的屈曲、伸展、外展、内展、外旋和内旋等动作。当肩部关节粘连发生时，粘连的组织限制了这些动作的幅度和流畅性，患者难以完成梳头、穿衣等日常活动。因此，降低关节粘连对肩部活动度的影响，减轻患者的症状和不适感，对提高患者的生活质量至关重要。

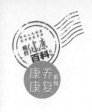
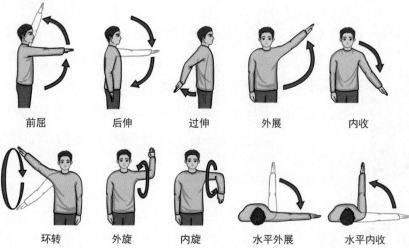

| 前屈 | 后伸 | 过伸 | 外展 | 内收 |

| 环转 | 外旋 | 内旋 | 水平外展 | 水平内收 |

（曾凡硕　李瑞璠）

19. 为什么**做完肩关节手术后手肿**了

　　在肩关节手术中，可能会涉及切割、修复或移动肌肉、骨骼及其他组织。手术可能会导致身体受影响区域的生理变化，这是身体正常愈合过程的一部分。以下几个方面，可以帮助大家理解为什么在肩关节手术之后会出现手部肿胀。

　　1. 炎症反应　身体对任何创伤的自然反应是炎症反应，这是愈合过程的一部分。炎症可以导致周围组织中液体和白细胞的积聚，从而引发肿胀。

2. 血流和淋巴流动性改变　肩关节手术可能会暂时影响手臂的血液循环和淋巴液回流。淋巴系统负责移除体内的代谢产物和多余液体。如果手术导致淋巴系统流动受阻，可能会在手部积聚液体，导致肿胀。

3. 活动限制和姿势　肩关节手术后，患者通常需要限制手臂的活动以促进愈合。长时间不活动或使用吊带保持特定姿势可能导致血液循环减慢，进一步加剧肿胀。

4. 重力影响　长时间保持手臂下垂的姿势，比如在手术后未能适当抬高手臂，也会由于重力作用导致血液和体液向下汇集，增加手部肿胀。

肩关节手术后手部肿胀如何与感染相区别

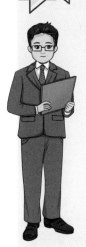

正常的手部肿胀通常是短暂的，而且在手术后的早期阶段是正常的生理反应。这种肿胀不会伴随其他异常症状。可能会感到一些轻微的疼痛或不适，并不会加剧。相反，感染可能导致肿胀部位出现明显的红肿、发热，而且这些症状可能会持续存在或逐渐加重。感染还可能引起剧烈疼痛，可能伴随有触碰时的敏感度明显增加。此外，感染通常伴随其他全身性症状，如发热、寒战、乏力等。如果手部肿胀伴随以上症状，且没有减轻的趋势，建议及时联系医生进行评估。

怎样做能缓解肩关节术后的手部肿胀

在大多数情况下，肩部手术后的手部肿胀是正常的。在临床治疗当中，通常会建议患者采取一些措施来减轻手部肿胀，比如

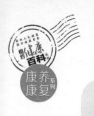

抬高受影响的肢体以促进液体回流、使用冷敷减少炎症和肿胀，以及进行轻柔的运动和采用物理疗法来改善血液循环和淋巴回流。然而，在采取任何干预措施之前，最重要的是遵循医生的指导和建议，以确保操作安全、有效。

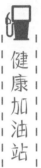

健康加油站

早期康复介入对于关节术后的益处

早期康复介入可以减轻疼痛、预防关节僵硬、促进康复。通过及时的物理治疗和康复训练，患者可以重建关节稳定性、恢复肌肉力量和灵活性。这有助于提高患者日常生活质量，减少并发症风险。早期康复还有助于缩短康复时间，使患者尽早回归正常生活和工作。因此，及时启动并积极参与早期康复是关节术后成功康复的关键。

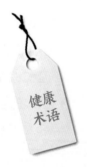

健康术语

术后康复是指在手术后采取一系列医疗措施来帮助患者恢复健康和运动功能。这一过程包括物理治疗、运动疗法、康复训练和教育指导等。其主要目标是减轻术后疼痛、防止并发症、提高患者的生活质量。术后康复的内容包括但不限于体力恢复训练、功能训练、疼痛管理和心理支持。其目标是加速恢复过程，帮助患者尽快恢复到手术前的生活和工作状态。

（曾凡硕　李瑞璠）

20. 为什么**肩关节术后**
早晨起床会出现**关节僵硬**

在睡眠期间，肩关节呈现相对固定的状态，周围的软组织可能变得僵硬，从而在早晨起床后感到关节僵硬。以下几个方面，可以帮助大家理解为什么肩关节术后早晨起床会出现关节僵硬。

1. 炎症　术后身体出现炎症反应，使得液体和白细胞进入手术部位。夜间液体可能积聚在关节处，清晨起来这些液体在关节处的分布可能不均，导致关节的活动性受限，使人感到僵硬。

2. 缺乏运动　术后需要休息，肩关节的活动会相对减少，长时间静止会导致肌肉的血液循环减缓，肌肉和关节温度降低等，这些都会引起关节出现僵硬的感觉。

3. 瘢痕组织和肌肉萎缩　手术会造成肌肉和结缔组织的损伤，恢复过程中会产生瘢痕组织。瘢痕组织与正常的肌肉或结缔组织性质不同，瘢痕组织的弹性较差，可能会限制关节的活动度，造成关节僵硬。长时间不使用会导致肌肉萎缩，这也会影响到关节活动。

专家说　术后肩关节僵硬的预防和治疗方法有哪些

首先，术前可以通过适当锻炼来预防术后肩关节僵硬的发生，锻炼的目的是增强肌肉力量、提高关节灵活度和预防肌肉萎缩。其次，术后应及早开始功能训练，包括肩部主动运动和被动运动，以帮助恢复肩

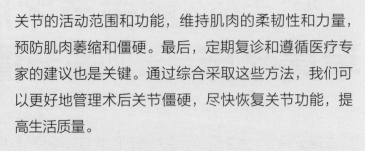

关节的活动范围和功能，维持肌肉的柔韧性和力量，预防肌肉萎缩和僵硬。最后，定期复诊和遵循医疗专家的建议也是关键。通过综合采取这些方法，我们可以更好地管理术后关节僵硬，尽快恢复关节功能，提高生活质量。

术后多久可以开始肩关节的康复训练

术后开始肩关节康复训练的时间因手术类型和患者个体差异而异。一般而言，微创手术在手术后的第 1 天就可以开始简单活动。而对于较大的手术，医生通常会叮嘱在手术后 1~3 周开始康复训练，以确保伤口充分愈合。医疗专家在康复开始前会进行详细评估，以确保患者适合进行训练。随后由康复治疗师制订具体的康复训练计划。及时开始康复训练是促进肩关节康复的重要步骤，但应始终遵循医疗专家的建议。

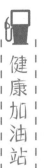

健康加油站

术后关节僵硬与睡眠姿势的关联

不恰当的睡眠姿势会增加关节的压力，从而加重关节僵硬的症状。肩关节术后，患者应尽量避免仰卧或侧卧于手术侧，以防导致手术部位的压力增加，加剧疼痛和不适。正确的睡眠姿势有助于促进血液循环和淋巴液流动，帮助康复。例如使用支撑枕头或垫子来支撑关节，保持适当的关节角度和姿势，可以减轻关节压力，有助于预防关节僵硬的发生。

（曾凡硕　李瑞璠）

第五章

肘关节康复怎么办

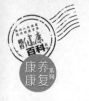

1. 为什么我的**肘部**
经常疼痛

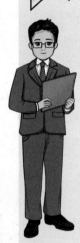

　　肘部是人体非常重要的部位，它能够完成各种各样的任务，例如写字、使用鼠标、搬运重物等。肘部疼痛比较常见，多是源于劳损引起的炎症，如肱骨外上髁炎、肱骨内上髁炎、肱三头肌肌腱炎、尺骨鹰嘴滑囊炎和肘关节骨关节炎等。

专家说

肱骨外上髁炎

　　肱骨外上髁炎是由于肘关节外上髁伸肌群共同附着点受到重复或过度压力产生的慢性无菌性炎症，其最典型的表现为肘关节外侧隆起处疼痛，在做握拳、屈腕、拧毛巾等动作时疼痛加重。由于疼痛引起手、肘功能障碍，常给患者的日常生活带来不良影响。该病在网球运动员中较为常见，故又名"网球肘"，同时厨师、家庭主妇、钳工等人群也容易患此病。

肱骨内上髁炎

　　肱骨内上髁炎是患者在体育运动和劳动中反复或过度屈伸、旋转前臂所致的前臂屈肌肌腱处的慢性损伤性肌筋膜炎，常表现为肘内侧疼痛或酸痛不适，重复损伤动作时疼痛加重，休息后疼痛减轻。多见于高尔夫球运动员，故又称"高尔夫球肘"。与网球肘一样，同属劳损性病变，但高尔夫球肘多见于青壮年体力劳动者，发病率远低于网球肘，两者之比为 1∶7。

肱三头肌肌腱炎

肘关节也经常遭受创伤性损伤，肱三头肌三个头的肌腱共同止于尺骨鹰嘴处，随着过度运动，肌腱反复强烈牵拉引起尺骨鹰嘴处退行性病变或因拉伤导致炎症，这就是肱三头肌肌腱炎。症状包括肘关节疼痛、肿胀和肘关节活动受限。

尺骨鹰嘴滑囊炎

滑囊是位于肌腱和肌肉之间的结缔组织扁囊，具有减少摩擦、减轻压力和促进运动灵活度的功能。如果长期受到磨损、压迫，就会引起局部红肿、肘后部疼痛。

肘关节骨关节炎

肘关节骨关节炎是一种与退变相关的磨损性关节炎，它通常好发于 50 岁左右的中老年人群。其主要症状是肘部疼痛和僵硬，疼痛可能会随着时间推移反复发作，且越来越严重。肘关节骨关节炎最常见的病因是关节软骨随着年龄的增长而受到积累性磨损。另外，肘关节骨折、脱位造成关节软骨缺损也是肘关节骨性关节炎产生的原因。

（吴永超）

2. 为什么我**不打网球**
却得了**网球肘**

并不是只有打网球的人才会患上网球肘！之所以名为"网球肘"，是因早年发现网球运动员易患该病，故得此名。实际上，网球运动员只是易患病人群中的一部分，作为一种典型的劳力性疾病，网球肘好发于长期从事重复手工活动的人群，如程序员、纺织工人、家庭主妇、厨师等。网球肘的发病率为 1%~3%。

为什么会得网球肘？网球肘高危人群有哪些

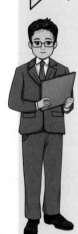

网球肘的发病率与职业密切相关，好发于网球运动员，由于其在运动过程中反复挥拍，导致肘关节处肌腱劳损或扭伤。

此外，工作和生活中需经常反复旋转前臂及屈伸肘、腕关节的人群，如羽毛球、乒乓球运动员及爱好者、厨师、画家、家庭主妇等，也同样容易出现网球肘。年龄也是影响因素之一，30~50 岁人群易患此病。少数人群肌肉力量弱，偶然进行体力活动也可诱发此病。

手肘疼痛就是网球肘吗？如何判断是否患有网球肘

疼痛是网球肘最明显的特征，但手肘疼痛不一定代表患有网球肘，您可以从以下方面进行自检。

1. 视 肘关节附近出现肿胀、皮肤泛红。

2. 触 肘关节外侧隆起处（即肱骨外上髁）压痛，偶有前臂相应区域出现牵涉痛。

3. 活动 进行抓握、提举等需要发力的活动时手肘疼痛。

4. 特殊检查

（1）弯曲手肘、握拳、向身体内侧勾腕后，手心朝外转同时伸直手臂，发生肘外侧疼痛为阳性，为网球肘的疑似症状。

（2）手臂伸直，掌心朝下，抬手腕时，同伴或自己用另一只手将患侧手向下压，诱发肘外侧疼痛为阳性。

若您存在上述症状，可前往运动医学科或康复医学科就诊。网球肘的诊断还需结合患者的职业、运动史、体格检查等，必要时需进行相应的影像学检查。

（吴永超）

3. 如何**防治网球肘**

"网球肘"患者若未及时制动休息和就医诊治，其肘关节外侧隆起处（即肱骨外上髁）的长期疼痛会造成上肢功能及手功能障碍，导致抓握物品、拧毛巾等活动受限，自理困难，工作能力下降，严重影响生活质量。因此，需要积极就医进行康复治疗，促进疾病恢复，降低疾病对日常生活的消极影响。

得了网球肘该怎么办

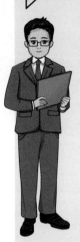

急性损伤（如强力转肘，长时间提携、抛掷重物等）后，肘关节出现红、肿、热、痛，可马上采取支具保护、制动休息、冰敷、加压、抬高等措施缓解症状。

若急性损伤处理不当，或者长期从事重复的手工活动，则会转变为慢性损伤。此时应尽快就医诊治，在康复治疗师的指导下进行康复治疗，如理疗手段配合手法治疗、运动疗法。

同时结合药物治疗，可口服或外敷非甾体抗炎药（如双氯芬酸二乙胺），以及进行肘关节局部封闭治疗，即注射局部麻醉药和激素类药物的混合液，以达到消炎、止痛的效果。

若经过正规的保守治疗半年至一年后，症状仍很严重，应考虑手术介入治疗，包括微创关节镜手术和开放性手术，可清除坏死组织，改善或重建局部血液循环。

适合网球肘的康复训练有哪些

1. 按揉手肘外侧压痛点及前臂背侧肌肉（伸肌群） 3~5分钟/次，以放松伸腕肌群，手法宜轻柔。

2. 前臂肌群牵伸　如图姿势，感受前臂背侧牵伸感，持续30 秒，重复 3~5 次。

3. 关节活动度训练　维持关节的正常活动度，预防关节僵硬。

4. 力量训练　保持肌肉正常形态及力量。

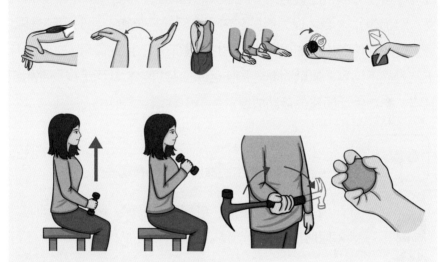

网球肘怎么预防？能痊愈吗

预防网球肘的方法：注意休息，避免过度用肘；运动前热身，运动后及时牵伸前臂肌肉；活动时避免完全伸直手肘；避免肘关节受凉；佩戴护肘等。

大部分患者经保守治疗后可缓解症状和恢复手肘功能；部分患者经手术治疗后配合康复治疗也能获得不错的临床预后。

（吴永超）

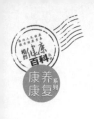

4. 如何**防治高尔夫球肘**

高尔夫球肘也称为肱骨内上髁炎，是一种发生在肘关节内侧（前臂屈肌附着处）的损伤，多因急性损伤或经常用力屈肘、屈腕及前臂旋前等慢性劳损引起，常见于高尔夫球运动员、手工劳动者、家庭妇女、厨师等。主要表现为肘关节内侧有明显压痛感、屈肘活动受限、握力减弱并伴随疼痛加重时的放射性手指麻木、活动障碍。如果治疗不及时或不恰当，肌腱附着处损伤后易血肿机化，从而造成局部组织粘连，影响生活质量或运动成绩。

专家说

日常生活中诱发高尔夫球肘的因素有哪些

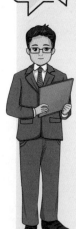

　　1. 肌肉过度使用　进行高尔夫球、网球等运动时频繁屈肘、屈腕、前臂旋前。

　　2. 重复性工种　装配工、画家、厨师等长时间重复单一动作的工种。

　　3. 锻炼不当　错误的握杆方式、过度的重量负荷训练、过度用力的弯举动作。

　　4. 异常姿势　圆肩驼背或翼状肩胛状态下反复进行前臂动作。

高尔夫球肘该如何自我判断

　　1. 肱骨内上髁处压痛。

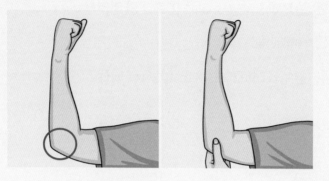

　　2. 前臂屈肌肌腱牵拉试验　将疼痛侧手臂伸直，前臂旋后，腕关节握拳背伸，若出现肘关节内侧疼痛，则提示可能是高尔夫球肘。

　　3. 腕关节屈曲试验　将疼痛侧手臂放在桌面上，手心朝上握拳屈腕，检查时检查者用力将屈曲的腕关节伸直，患者用力做对抗，若出现肘关节内侧疼痛，则提示可能是高尔夫球肘。

高尔夫球肘的治疗方法有哪些

　　1. 保守治疗　停止打高尔夫球，避免频繁的家务劳动，减少手的活动量；采用热敷、超声波、冲击波等物理治疗，并配合手法按摩松解，可以促进血液循环、缓解疼痛、促进组织修复；在医生的指导下口服或外用消炎镇痛药，严重者可在痛点部位进行封闭治疗以消炎。纠正训练中的不规范动作，避免长时间保持异常姿势和反复重复单一动作。

　　2. 手术治疗　保守治疗 6 个月后症状仍无法缓解，可采取局部切开术修复屈肌总腱。

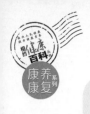

肘管综合征 康复治疗

日常生活中如何预防高尔夫球肘

1. 运动前进行充分的准备活动，科学合理地安排运动量。

2. 注意确保姿势和动作正确，避免代偿。

3. 佩戴肘部护具。

4. 避免长时间拎重物或反复旋转前臂。

（吴永超）

5. 为什么会得**肘管综合征**

肘管综合征又称迟发性尺神经炎，俗称"手机肘"，是指尺神经在肘部通过尺神经沟时受到腱膜、异常的肌肉或骨性改变等压迫而产生的综合征。

专家说

什么是肘管

肘管位于肘关节后内侧，是由尺侧腕屈肌肱骨头与尺骨鹰嘴头之间的筋膜组织和尺神经沟围成的纤维骨性鞘管，尺神经走行于管腔内。肘管的容积会随着肘关节的屈曲而减小，尺神经也会随着肘关节的屈曲在肘管内滑动并被拉长。

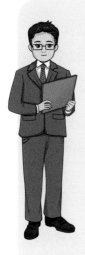

什么是肘管综合征

肘管综合征由尺神经在肘管内受到卡压而引起，临床表现有肘内侧酸痛或刺痛，并可放射至环指、小指或上臂内侧，此外还可表现出感觉异常、减退或丧失。同时还会有手活动不利、抓捏无力，手内在肌及小鱼际萎缩形成"爪形手"。

临床上可综合症状、外伤史或慢性劳损史和辅助检查结果，如Ｘ线片肘外翻、局部骨性改变，电生理检查尺神经传导速度减慢，小鱼际肌及骨间肌肌电图异常等做出诊断。

是什么原因导致了肘管综合征

常见于肘关节骨折后的外翻畸形或骨折复位不良、肘管内骨质不平；肘管内占位性病变包括血管瘤、囊肿等；风湿、类风湿等全身性疾病引起的肘关节畸形、骨赘增生；先天性肘外翻畸形、尺神经反复脱位。此外，长时间屈肘工作、肘部长期摩擦或受压、枕肘睡眠等亦可导致肘管综合征的发生。

如何治疗肘管综合征

出现类似症状时，需前往医院进行诊治。在疾病早期可采用保守治疗手段。

1. 药物治疗 口服或注射营养神经药，如甲钴胺、神经生长因子等。

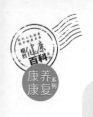

2. 康复治疗 包括手法治疗、理疗和运动疗法。此外，肘关节支具可限制肘关节的过度异常活动以降低肘管内压力。

3. 手术 若已出现手内在肌或小鱼际萎缩、神经电生理检查提示中重度尺神经损伤或保守治疗3个月无效，则考虑手术治疗。术后需尽早接受康复治疗，以更好地恢复尺神经及肘关节功能并避免出现肘关节僵硬及其他不良症状。

（吴永超　张妍昭）

6. 肘关节骨折了怎么办

摔倒时肘部着地，或者肘部受到硬物撞击后，出现关节处疼痛、肿胀、无法活动，这可能是发生了肘关节骨折。如果怀疑骨折，请立刻就医！

无论后续治疗是否涉及手术，康复治疗可有效改善肢体功能、减少并发症，在恢复日常活动方面起着重要的作用。

 怀疑肘关节骨折时，该怎么办

若有明确的外伤史且肘关节处剧烈疼痛、无法移动，高度怀疑骨折时，应立刻使用现场物品将肘关节临时固定，随后立即前往医院就诊。

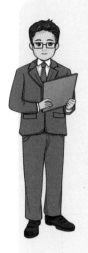

肘关节骨折后，有哪些治疗方法

急诊医生会在肘关节处使用夹板，以帮助保持肘关节位置。后续治疗分为 3 类。

1. 非手术治疗　如果骨折没有移位，医生选择非手术治疗时，会使用石膏或夹板固定肘关节数周。

2. 手术治疗　如果骨折已经移位，或者骨折碎片刺破皮肤，医生会进行手术治疗。骨折手术通常包括开放复位、内固定。

3. 康复治疗　无论非手术或手术治疗，肘关节骨折后都需要进行康复治疗。

什么情况下需要看康复医学科

无论骨折后的治疗是否涉及手术，后续康复治疗都必不可少。根据骨折情况、固定的强度，康复医学科医生会制订个体化康复方案，在不影响外伤及手术部位稳定的原则下进行活动。因此，骨科处理结束后，一定要到康复医学科就诊。

怎么预防骨折后关节僵硬

骨折后早期预防关节僵硬至关重要。中国医师协会在 2019 年发布的《肘关节僵硬的诊断及治疗的专家共识》中提及药物治疗、早期活动、合理使用支具均可有效预防肘关节僵硬。骨折后早期应在康复医学科医生的指导下，进行手、腕、肩关节活动；后续根据骨折情况，进行肘关节活动、肌肉力量训练等。

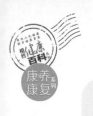

专业的康复治疗包含哪些内容

肌腱等软组织在关节固定后 3 天会出现粘连。石膏固定或手术为骨折的愈合创造了条件，但为了避免肘关节及相邻关节功能障碍，必须尽早进行康复治疗。

专业的康复治疗包含精准的康复评定和个体化康复治疗，具体包括手法治疗、支具治疗、肌力训练和物理因子治疗等。

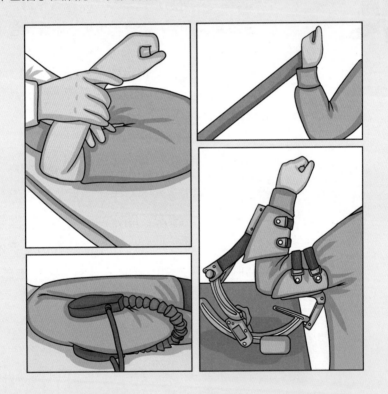

左上：屈伸活动度锻炼；右上：用弹力带进行肌力锻炼；左下：理疗促进骨折愈合；右下：用牵伸支具治疗关节僵硬。

（吴永超　张妍昭）

7. **肘关节脱位**该怎么办

肘关节脱位是一种较为常见的情况，通常是外力作用造成的，例如摔倒时用手支撑身体，或者直接受到肘部的强烈撞击，导致肘关节骨头脱离其正常的位置。

如何判断肘关节脱位

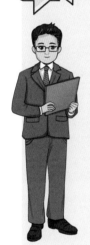

在生活中，如果自己或他人出现了肘关节脱位，通常肘关节会出现剧烈疼痛、肘部周围有肿胀的迹象，患者不能够自由移动肘部并且感觉到麻木、刺痛。尽管可以通过这些方法初步判断肘关节脱位，但最好还是尽快就医进行专业评估和治疗。

如何治疗肘关节脱位

在发生肘关节脱位后，简要复位肘关节的方法：医生适当牵引和轻压肘关节，将脱位的肘关节恢复到正常位置。复位后，用石膏绷带或支具将肘关节固定在正确的位置以防止再次脱位。

符合下述情况，需手术处理：脱位伴随骨折、组织损伤或其他复杂情况，肘关节容易再次脱位，脱位导致神经或血管受损以及严重的软组织损伤等。

为什么要进行康复

肘关节脱位后进行康复有助于患者恢复肘关节的正常活动范围，提高关节的稳定性和协调性，并减少再次脱位的风险。可以最大限度地帮助患者重新融入日常生活，提高生活质量。

如何进行康复训练

在肘关节脱位的初期，首要任务是减轻疼痛和肿胀，可通过冰敷、口服止痛药等来缓解症状。早期通过轻柔的动作来逐渐增加肘关节的活动范围，确保其灵活度。中后期针对肘部周围的肌肉进行强化练习、功能训练，以提高肘关节的控制能力。肘关节脱位的康复是一个渐进的过程，患者需要耐心和毅力。每位患者的情况都是独特的，因此建议在康复过程中始终保持与医疗专业人员的沟通，以获得及时的、个性化的指导。

（吴永超　卢超农）

8. 肘关节置换了怎么办

肘关节是由肱骨、尺骨、桡骨组成的铰链关节，是全身最复杂的关节之一。当肘关节发生创伤后易遗留创伤性关节炎、关节不稳定和骨折不愈合或畸形愈合，从而导致肘关节强直、僵硬甚至不能活动，引起肘关节残疾。随着人工关节技术的发展，全肘关节置换术逐渐被广大患者接受，其治疗目的在于重建并恢复肘关节功能、稳定性以及活动度。

什么是肘关节置换

全肘关节置换术是指用人工肘关节代替损坏的肘关节从而恢复肘关节功能的一种具有临床可行性的肘关节疾病治疗方法。人工肘关节一部分固定在上臂肱骨中，另一部分固定在前臂尺骨中，根据上下两部分假体是否直接相连分为连接式肘关节置换和非连接式肘关节置换。

肘关节置换后要注意什么

肘关节置换后需维持肘关节稳定，避免假体松动和周围软组织损伤，因此在术后要避免反复提拉重物。注意避免患侧肢体进行任何包含快速启动-停止、对患侧关节有扭动和撞击的体力活动，在开始一项新的活动前应向医生咨询，确定适合的活动强度和类型。

肘关节置换术后怎么进行康复训练

近年来连接式植入物可靠性提高，非连接性植入物的应用有所减少，因此下面着重介绍连接式全肘关节置换术后如何进行康复训练。

1. 控制肿胀及处理瘢痕　通过抬高手臂和屈伸手指来控制肿胀；术后 2 周内活动后冰敷以减轻炎症；伤口愈合后可对瘢痕进行按摩松解。

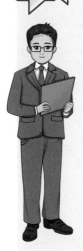

关键词

肘关节置换　康复训练

2. 关节活动度练习 术中保留肱三头肌肌腱的患者可在敷料摘除后进行肘关节全范围活动，若患者的肱三头肌被剥离，术后 4 周内日间需佩戴颈腕吊带，肘关节主动屈曲角度应在术后 1 周内达到 90°，后每周增加 10°。

3. 肌肉力量练习 若患者的肱三头肌被剥离，术后 10 周内禁止进行肘关节的力量训练，肩关节和腕关节可在不引起肘关节疼痛的情况下进行屈伸和旋转运动，以维持患侧上肢的肌肉力量。

训练过程中可伴有轻度不适，不适感会在训练结束时缓解，如果感到持续疼痛，应减少重复次数或训练强度。

（吴永超　卢超农）

9. 为什么**术后肘关节活动度下降**了

许多患者存在一个误区，认为伤筋动骨一百天，肘关节制动 3 个月，便能够自然地恢复活动度和力量。因而，大多数患者未意识到康复过程的重要性，在经历肘关节手术后，错失了康复的黄金时期。这样的忽视可能导致患者在术后长期面临关节功能障碍的问题，尤其是肘关节僵硬。

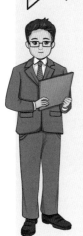
术后肘关节僵硬的原因是什么

术后肘关节活动度下降的原因可能包括手术后的炎症反应、组织愈合过程中的瘢痕形成、软组织或神经损伤、手术后的肌肉萎缩或肌肉功能减弱、术后缺乏适当的康复训练等。

什么时候开始进行康复训练

肘关节手术后何时开始康复训练主要根据手术类型、手术复杂性、个体差异等因素而有所不同。肘关节手术后的康复训练通常在手术后的第 1 天或几天内开始，但具体的时间取决于医生的建议和手术的性质。

术后肘关节活动度下降怎么办

通过下列方法可提高术后肘关节的活动度。

1. 物理治疗 寻求专业物理治疗师的帮助，进行针对性的肘关节康复训练。物理治疗主要凭借各种手法和理疗仪器，可帮助恢复肌肉的力量和肘关节的活动度。

2. 居家自我康复 按照医生或物理治疗师的建议，进行适当的肘关节活动锻炼。例如使用轻量级的哑铃进行手臂屈伸运动锻炼，可以帮助加强肌肉、改善关节的灵活性和活动范围。

3. 使用热敷和冷敷 在进行活动前使用热敷可以帮助放松肌肉和加速血液循环，而在活动后使用冷敷可以减轻肘关节的疼痛和肿胀。

关键词

肘关节 关节僵硬

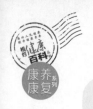

4. 适当休息和放松 给肘关节足够的休息时间，避免过度使用或过度负荷，这样有助于减少肌肉疲劳和进一步损伤。

如果肘关节活动度下降的情况持续存在或恶化，应及时咨询医生，以排除可能的并发症并获得进一步的治疗建议。

术后肘关节康复，这些事情要注意：在专业人士的指导下进行所有练习，避免自己进行可能导致伤害的活动。在康复初期，避免进行重复性或高强度的肘部活动，以免加重关节损伤，根据身体反应适时调整康复计划。

（吴永超　卢超农）

10. 为什么**肘关节术后**很多家务活干不了甚至**无法自理**

肘关节功能与我们的日常生活密切相关。很多患者缺乏正确的术后康复指导和康复训练，甚至完全没有意识要进行锻炼，导致后期出现关节僵硬、活动受限等不良情况，进而发展为无法自理。

专家说

为了生活自理，肘关节需要多少活动度

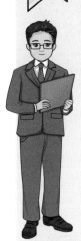

肘关节屈伸和旋转 100° 即可满足绝大部分的日常生活需求。但随着科技和生活方式的显著变化，人们在日常生活中更多地使用键盘、手机等，这需要更大的旋转及屈伸范围。Sardelli 在《骨与关节外科杂志》上发表的文章 "Functional elbow range of motion for contemporaty tasks" 中提及，完成功能性任务需要肘屈伸 23°~142°、旋前 65° 至旋后 77°。

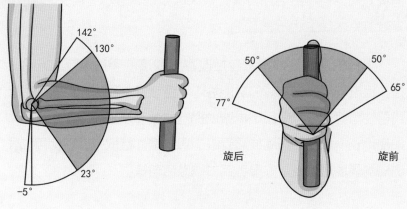

日常生活需要的肘关节活动度

为什么肘关节术后关节活动度会下降

从生理结构上分析，肘关节腔隙狭窄、关节结构复杂，当存在关节面骨折、创伤后关节炎、关节内粘连，或异位骨化、关节囊挛缩、肌腱挛缩等情况时，即会导致关节僵硬。同时肘关节手术后，石膏或支具固定时间过长、患者因疼痛致依从性差等因素，也会导致肘关节活动度下降。

影响肘关节及上肢功能的其他情况还有哪些

当肘关节外伤同时出现神经损伤时，也会在很大程度上影响上肢功能。肘关节外伤合并尺神经损伤时，会出现手部内在肌萎缩、"爪形手"畸形；合并桡神经损伤时，会出现垂腕；合并正中神经损伤时，会出现拇指、示指不能屈曲。这些情况都可能导致干不了家务活甚至无法自理。

怎样避免肘关节术后生活无法自理

影响肘关节功能恢复的因素有很多，其中术后制动时间及康复治疗开始时间是可控的两大因素。康复医学科医生会根据不同情况，制订科学的治疗方案，最大限度地恢复患者肘关节功能，有效避免术后生活无法自理。

具体的康复治疗方法包括改善活动度的手法治疗、支具治疗，促进神经肌肉功能的功能性电刺激治疗；同时也会教导患者代偿性策略，或者使用工具帮助提升肘关节及上肢操作功能，例如使用长柄取物器帮助伸展受限的患者增加拾取范围，使用加长洗浴刷辅助屈曲受限的患者完成洗漱活动等。

（吴永超　张妍昭）

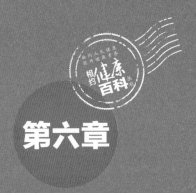

第六章

腕部及手部康复怎么办

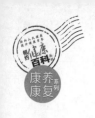

1. 为什么会得**腕管综合征**

经常活动腕关节的人都有过腕部酸胀的感觉，长此以往可能会诱发一种疾病——腕管综合征。腕管综合征好发于以手部动作为主的职业人群，如电脑操作员、钢琴演奏者、包装工人等。

腕管综合征

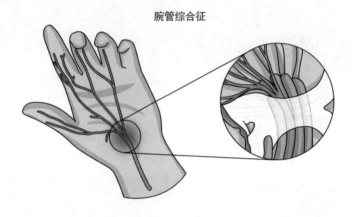

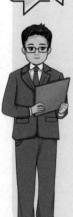

"腕管"是什么

手腕有 8 块小骨头分列两层，呈拱桥形排列，它们被手掌部的韧带环绕，形成一条纤维骨性鞘管，就像"隧道"一样，医学上称为"腕管"。在"隧道"内还有 9 条指屈肌腱和一条正中神经并行通过。

为什么会出现腕管综合征

正常情况下，腕管内屈指肌腱的活动不会影响到正中神经。若因职业或生活习惯原因，手腕部位重复劳动会导致手腕部软组织过度增生，腕管内容物增多，使这条"隧道"拥挤而压迫其中的神经，就会出现腕管综合征。

腕管综合征的症状是什么

主要表现为正中神经所支配的手掌感觉区逐渐出现麻木、灼痛且夜间加剧，包括拇指、示指（食指）、中指及一半的环指（无名指），可能伴有腕关节肿胀、手动作不灵活、无力等症状。严重时大鱼际肌出现不同程度的萎缩或麻木，拇指功能障碍时可有皮肤干燥、脱屑、指甲变脆等现象出现。

怎样诊断腕管综合征

1. 屈腕试验 将双手放到胸前，手背相对，双侧腕关节弯曲挤压。维持 40 秒后，如果被测试者感觉疼痛或麻木难忍，则可初步判断有患腕管综合征的可能性。

2. 敲击试验 轻叩手腕内侧中间部位，手指会出现放射性触电样疼痛。

除此之外，还可以到正规医院通过 X 线检查和肌电图检查来判断。

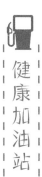

健康加油站

腕管综合征预防胜于治疗

1. 预防 若非必要，避免手腕反复屈伸；避免持续抓握一个物体，如方向盘、笔、报纸或书；避免持续进行捏手的活动，如干针线活和书写。需要活动时，

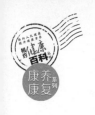

将持续时间缩短，或者使用辅助器具以减少压力，并在活动前后进行手部牵伸以放松。

2. 治疗　轻中度症状者可以口服非甾体抗炎药，并利用支具固定来减少腕部磨损。中药外洗及腕部按摩也可促进血液流动，可作为辅助治疗手段。重度症状者可行腕部减压术，但长时间受压的正中神经恢复有限，经常会出现术后症状改善不佳的情况。

（田　峻）

2. 为什么会损伤三角纤维软骨复合体

　　我们的手需要在生活中完成由抓、拿、握、撑等基本动作组成的很多动作。因此经常会出现撑地、撑桌子或者过度运动之后腕关节疼痛的情况，疼痛集中于小指一侧的手腕，此时有可能是腕关节里的一块负责承重的软骨受损了。这块软骨就是医生口中的三角纤维软骨复合体（triangular fibrocartilage complex，TFCC）。本文将带您简单了解三角纤维软骨复合体损伤的内容。

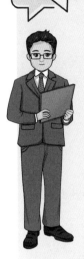

什么是 TFCC

TFCC 由软骨、韧带和肌腱组成。它连接着尺骨和腕骨，主要功能是承重，经常会受到轴向和剪切应力，对腕关节的稳定性起到了非常重要的作用。TFCC 和半月板一样，血供差，容易撕裂，再生能力弱。

TFCC 损伤有什么症状

TFCC 损伤的原因既可以是急性一过性的外伤，也可以是慢性的反复劳损。TFCC 损伤会导致尺侧腕关节疼痛，还会伴随腕关节活动时的弹响声，手腕活动范围受限、僵硬，稳定性下降，进而手腕及手指力量也受到影响。

什么时候会伤到 TFCC

随着年龄增长，TFCC 撕裂的机会明显增加。尤其伴有类风湿关节炎或痛风等疾病，TFCC 撕裂的风险很高。通常出现在摔倒，尤其用手/手腕撑地时。也有可能出现在前臂突然过度旋转，或者桡骨远端骨折时。

如何诊断 TFCC 损伤

你可以先进行下列测试，如果存在这些情况，请及时就医，因为你的 TFCC 可能已经损伤了。

关键词

腕关节 软骨 损伤

1. 用另一个手的手指用力按压尺骨远端时会感到疼痛。

2. 转动门把手时腕关节疼痛。

3. 让前臂放松，所有手指一起向小指偏移。

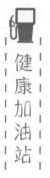

TFCC 损伤了怎么办

1. 治疗方法主要以保守治疗为主，急性期冰敷消肿止痛，休息制动。

2. 使用刚性材料支具对腕关节加压以固定，防止前臂旋转，给 TFCC 愈合的机会。

3. 口服或外用消炎镇痛药。

4. 后续康复期可以继续佩戴支具保护腕关节。

5. 避免反复用腕，避免引起疼痛的运动或动作，学会正确的发力方式。

6. 在专业康复师的指导下进行物理治疗，锻炼腕关节周围肌肉。

7. 还可以到正规医院就诊，由专业医生采取局部麻醉药、激素和玻璃酸钠等注射疗法。如果保守治疗无效，则考虑关节镜手术治疗。

（田　峻）

3. 怎么区分**类风湿关节炎**和**骨关节炎**

很多中老年朋友一看到关节"变形"，就会想到类风湿关节炎，但实际上，这并非只是类风湿关节炎的典型症状。类风湿关节炎常与骨关节炎、滑膜炎、腱鞘炎等疾病相混淆，甚至出现治疗不当的情况。

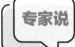

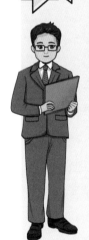

老年人更多见的是骨关节炎

2023 年发表在著名医学杂志《柳叶刀》上的研究显示，我国的类风湿关节炎患病率为 0.42%，而骨关节炎患病率为 78.5%，其发病率远超类风湿关节炎。与类风湿关节炎不同的是，骨关节炎并不是关节"发炎了"，而是随着年龄增长，出现的老化、蜕变、磨损，特征就是软骨破坏和骨质增生。

如何区别类风湿关节炎和骨关节炎

类风湿因子是一种抗体，阳性意味着机体免疫功能出现了异常。骨关节炎的检测指标中类风湿因子为阴性。类风湿关节炎最常见肿痛的关节是近端指间关节、掌指关节和腕关节。而骨关节炎在手部的表现以远端指间关节受累最为常见，可以出现远端指间关节的骨性凸起。随着疾病进展可出现变形、偏斜，称为蛇形指。

如何保护指间关节

1. 不要让指间关节接触凉风、凉水；洗衣服、洗碗最好使用温水；游泳尽量选择中午，时间不宜过长；天冷最好戴上手套；疼痛发作时，热敷在一定程度上可以减轻疼痛。

2. 生活中应尽量多用较大和有力的关节，少用小关节。比如提重物时能用肘部或手臂的，尽量不用手指。

3. 定期伸展指间关节，以防因为长时间不动，导致指间关节挛缩变形。需要注意的是，做手指伸展运动之前，最好用温水泡一下双手，或者做些手部按摩，以放松手部肌肉。

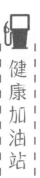

健康加油站

掰手指会导致关节炎吗

理论上来说，如果长期掰手指关节可能会挫伤覆盖在关节表面的软骨组织，但直到现在，掰手指关节导致关节炎的说法依然缺乏证据支持。目前，罹患关节炎的风险因素有：年龄，家族病史，手部受过创伤，以及长期使用双手从事重体力劳动。那么，掰手指关节是否会产生其他伤害？目前，并没有足够的科学证据可以说明。当然，如果你用力过猛还是有可能让自己受伤的。

（田　峻）

4. 为什么会出现

弹响指

弹响指又称扳机指，医学专有名词称作"指屈肌腱狭窄性腱鞘炎"，是骨科的常见病和多发病，发生于手指与手掌之间的关节掌侧。本病是由肌腱和腱鞘的慢性损伤引起的一种无菌性炎症。

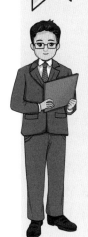

为什么会出现"弹响指"

"弹响指"因手指屈伸活动时会发出声音而得名，严重者会出现手指屈伸活动后卡锁在弯曲体位而不能伸直，或者卡锁在伸直体位不能弯曲。掌指关节有两块小骨头，肌腱被两块小骨头夹在中间，手指屈伸活动后，肌腱与两块小骨头不断摩擦，从而出现慢性炎症。

怎么判断是不是得了"弹响指"

第一大特征：手指活动有卡顿和弹响。

第二大特征：可在手指与手掌连接的关节处触及光滑圆润的硬结。

第三大特征：手指掌侧疼痛，主要位置在手指与手掌连接的关节处。

如何治疗"弹响指"

保守治疗包括药物外敷、中药外洗、口服消炎止痛药、冲击波治疗、中医推拿按摩治疗、针灸治疗、支具固定治疗、封闭注射治疗等。手术方法主要包括小针刀疗法、微创经皮松解法以及手术切开松解法。自身一旦出现弹响指，应前往正规医院就诊，让专业医生判断后选择最合适的治疗方式。

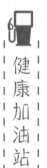

健康加油站

腱鞘炎并非成年人"专利"，儿童也会发病

狭窄性腱鞘炎是儿童较常见的疾患，多为拇指发病，特征明显，但发病早期不易被发现。发病初期，患儿的手指活动正常，但在其掌指关节部位可以触摸到硬质结节随着手指的屈伸活动而上下移动。随着腱鞘逐渐增厚，肌腱在腱鞘内的滑动愈发不顺畅。此时，患儿手指在主动活动过程中会突然卡在关节中间，用力才能伸直，同时伴有弹跳或弹响，因此该病也被称为小儿弹响指。待病情进一步发展后，指间关节可能无法主动伸直，最终形成固定屈曲状。约有 1/4 的狭窄性腱鞘炎儿童患者会双侧发病，当孩子一侧手指出现上述症状时，家长应及时检查对侧手指是否也存在异常。

（田　峻）

5. 为什么**手腕**上 会出现**鼓包**

关键词

手腕　腱鞘囊肿

就像"刀鞘"是包着"刀"的"管道"一样，"腱鞘"就是包着"肌腱"的管道。腱鞘对其内部的肌腱有润滑、减少摩擦和保护作用。而因为各种原因，腱鞘区域长出了小囊，囊里充满了类似胶水的透明黏稠液体，就表现为手腕上出现了鼓包。为什么会长这东西，业内目前还没有确定结论。

专家说

腱鞘囊肿是怎么形成的

关于腱鞘囊肿的病因，目前支持的有 3 种理论。

1. 腱鞘囊肿是一种关节退变性囊肿，因为长期炎症刺激、劳损、创伤、感染等因素，导致关节囊、韧带、腱鞘等结缔组织营养不良，继而发生退行性变。

2. 关节周围的胶原组织发生了黏液变性。

3. 关节滑液漏入周围组织中，逐渐被囊壁包裹，形成囊肿。其严重程度与包块大小没有直接关系，而与硬度相关，囊肿越硬，疼痛越明显。

腱鞘囊肿的高发人群

腱鞘囊肿涵盖各种年龄段人群，中青年居多，发病率有明显的差别，女性的发病率是男性的 3 倍。目

前，电脑族及家庭主妇逐渐成为腱鞘囊肿的高发人群，因长时间用电脑，姿势不正确，关节滑膜腔易受损伤；家务劳动多，年轻的女性需要长时间抱孩子，也容易形成腱鞘囊肿。

腱鞘囊肿的治疗

即便不干预，超过一半的腱鞘囊肿可能自发消退。如果腱鞘囊肿仍持续存在或反复，可以进行有创治疗，包括抽吸、引流和手术切除。但有创治疗后腱鞘囊肿仍易复发且治疗存在一定的风险，比如感染、关节活动度降低、肌腱损伤、神经血管损伤以及不美观的瘢痕。还有一种做法是用手按压，将腱鞘囊肿隔着皮弄破。然而，目前业内主流观点一致认为这是一种效果不一致且有风险的治疗方法，不推荐这么做。

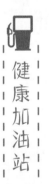

健康加油站

如何预防腱鞘囊肿

腱鞘囊肿的具体病因尚不明确，但是做好预防和日常护理可以有效减少腱鞘囊肿的形成。

1. 避免高强度工作，工作一定时间后对患处进行按摩放松。

2. 适当休息，避免劳累。每工作 1 小时休息10~15 分钟。

3. 在日常生活中，可以戴护具来保护关节部位，避免碰伤。

4. 宜吃高蛋白、高维生素、高热量、易消化的食物，如鱼肉、绿叶蔬菜等。宜清淡饮食，避免辛辣刺激。戒烟限酒。

（田　峻）

6. 为什么**腕关节骨折术后关节不能正常活动**了

腕关节骨折是导致手功能障碍的重要原因，容易造成腕、指关节运动功能障碍，严重影响患者的工作和日常生活活动能力，给家庭、社会带来了沉重的负担。术后通常由于多种因素影响，腕、指关节均出现病理性变化，从而不同程度地导致手的功能障碍。

专家说

骨折的损伤程度

严重的关节损伤不仅会造成骨性结构的破坏，而且也会造成关节周围韧带、关节囊、神经等结构的破坏，同时手术固定难度大，手术固定后关节部位仍存在不稳定因素，使术后早期功能锻炼时固定失效的风险大大增加。

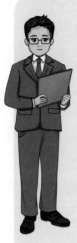

术后制动时间

术后由于担心过早的康复训练会导致固定失效、骨折移位而采取持续制动，最终出现关节功能障碍、肌肉萎缩甚至发生骨的畸形愈合。关节制动3天，肌肉、肌腱等软组织会出现粘连，制动5~7天会出现肌腹短缩，制动3周后关节周围疏松结缔组织会变为致密结缔组织，制动6~12周，没有损伤的关节软骨也会发生明显退变及肌肉萎缩。

术后关节腔积血

任何手术不可能做到绝对止血。关节腔内血肿会使关节肿胀，影响术后功能锻炼的时间及效果，导致切口不愈合。而且术后积血是细菌的良好培养基，增加了术后感染的风险。血肿还会导致周围软组织粘连，增加异位骨化的发生率。

异位骨化

异位骨化是指在没有骨组织的软组织里形成了新生骨。异位骨化发生在严重的创伤、烧伤和外科手术后，严重影响患者的康复治疗。早期会出现关节周围疼痛、发热、红肿等症状，逐渐会出现关节活动受限。

疼痛

疼痛会引起患者的不适感和恐惧感，部分患者认识不足会因疼痛产生顾虑和担忧，从而不配合术后康复训练。疼痛对患者生理和心理均有负面影响，若在初始阶段未对疼痛进行有效管理，急性疼痛可能发展为慢性疼痛，进而延缓患者的康复进程，影响患者的生活质量。

康复训练的依从性

一些患者对术后康复训练的重要性认识不足。住院期间有医护人员的指导和监督，但绝大部分患者住院时间短暂，功能训练通常由患者在家中自行完成，而家庭康复由于缺乏监督，完成效果大打折扣。因此，骨折术后的患者需要到正规医院康复医学科去寻求专业人员的帮助。

（田　峻）

7. 腕关节损伤后
该如何康复

腕关节损伤修复后的康复治疗一般分为两个阶段：固定期和临床愈合期（即早期和后期）。早期康复的重点是控制水肿和关节活动，促使损伤快速愈合并防止关节僵硬和失用性肌萎缩。后期康复目的完全不同于早期，关注点在消除残存的肿胀、软化松解纤维瘢痕组织、增加关节的活动度、恢复正常的肌力和耐力、恢复手功能协调和灵活性。

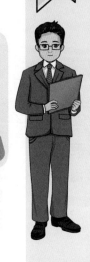

腕关节损伤 活动度 康复治疗

早期康复

保持正确的体位，注意将患肢抬高，最好平卧休息，将肢体用软枕或被褥垫高，使患肢高于心脏 15 厘米，减轻肢体肿胀。同时，要注意观察固定肢体的远端部位，如手指、足趾的颜色和温度变化。如果发现患者手腕或足背血管搏动变弱或消失，手摸甚至针刺手指或足趾时患者毫无感觉或感觉明显迟钝，手指或足趾颜色发紫、苍白，同时温度降低甚至触感冰凉，外人帮助患者手指或足趾伸直时可引起剧烈疼痛，应立即到医院检查并及时处理。

加强手法按摩松解，配合物理因子疗法，促进局部血液循环。最重要的是主动和被动功能训练，被动牵伸和主动活动没有固定的关节，即使是固定的肢体，也要遵照医嘱进行肌肉的收缩训练，防止出现肌肉萎缩或关节僵化，保证正常的关节活动度和肌力。

后期康复

协调功能是正确和稳定控制运动的能力，是后期功能恢复中最重要的一环。协调练习包括粗大运动（如活动肩、肘、腕和手）和精细运动（如活动手和手指）。应用协调练习是指通过粗大的和精细的协调活动促进上肢的功能。多次重复练习一项适宜运动，是改善协调功能的关键。常常先进行粗大运动的协调练习。这些运动可以包括上举手臂超过头部，然后放下还原到休息位，如扔一个球，洗刷墙壁或门窗，从一个架子上取下和放回物品，以及折叠衣服。精细协调练习，如对指活动、从一个容器里拿出不同大小的物品再将它们放回、尝试打结、用手使用打字机等动作也可以不断提高腕部及手指关节运动的速度和准确性。相对短时间的进行木工活动、针线活动、编织活动和使用器具也可以改善协调功能。

（田　峻）

8. 为什么会出现
手指和手掌麻木

无论何种原因，只要出现手指和手掌麻木，就说明神经已经受到损伤，就不能仅仅考虑是骨骼或肌肉等软组织的损伤。麻木感一般都是周围神经受损的表现，腕部存在的周围神经包括桡神经、尺神经和正中神经。因此，针对手指和手掌处的麻木感，首先考虑存在上述神经的卡压。

专家说

正中神经损伤

1. 感觉障碍　正中神经主要支配手掌桡侧半，拇指、中指及示指掌面，环指桡侧半和示、中指末节背面的感觉减退或消失，常合并灼性神经痛。

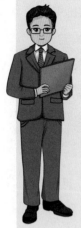

2. 运动障碍 正中神经损伤导致的运动障碍主要表现为握力及前臂旋前功能受损。上臂受损可导致完全性正中神经麻痹，表现为拇指、示指、中指不能屈曲，拇指不能对掌、外展及屈曲。如果为前臂中 1/3 或下 1/3 损伤，则仅限于拇指外展、屈曲及对掌等运动的障碍。

桡神经损伤

1. 感觉障碍 桡神经损伤可导致手背拇指和第一、二掌骨间隙的虎口区感觉障碍。

2. 运动障碍 桡神经损伤导致的运动障碍主要表现为不能伸腕和伸指，前臂不能旋后，由于伸肌瘫痪，出现腕下垂。

尺神经损伤

1. 感觉障碍 尺神经损伤可导致手背尺侧、小鱼际肌、小指和环指尺侧半感觉减退或消失。

2. 运动障碍 尺神经损伤的运动障碍表现为手部小肌肉萎缩、无力、手指稍细，运动功能减退或动作不能完成。屈肌减退、伸肌过度收缩。

健康加油站

可以引起手麻的疾病

除去上述腕部的周围神经损伤，还有其他疾病能导致手麻，读者可以简单了解。最常见的疾病是神经根型颈椎病，由于颈椎关节增生或椎间盘突出等压迫了神经根的根部，就会产生该神经根接收部位的感觉异常，也就是疼痛和麻木。神经根刚被压迫的时候，我们感觉到的是疼痛，当压迫持续时间延长导致神经的髓鞘损伤变性后，就会导致麻木的感觉出现。除此之外，手指麻木还可见于臂丛神经炎或损伤，肘管综合征，糖尿病引起的周围神经损害，锁骨上窝、腋窝的肿瘤或淋巴结肿大压迫臂丛神经。故出现麻木感，要找正规医院的专科医生诊治。

（田　峻）

9. 神经损伤后感觉过敏怎么办

腕关节损伤后或术后可能在患处或邻近体表处出现奇怪的反应和感觉。对疼痛或感觉刺激高度反应可能存在神经损伤。神经损伤后，常常发生不同程度的感觉迟钝和感觉过敏，需要针对性进行感觉再教育。在排除患者存在开放性伤口或感染情况后，早期脱敏非常重要。若存在上述情况，则需要到正规医院就诊处理。

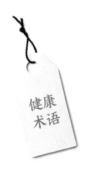

健康术语

感觉过敏即感觉增强。轻微刺激引起强烈反应称为感觉过敏，由感觉阈值降低或强烈的情绪因素造成。临床表现为患者对一般强度的刺激反应特别强烈，显得难以忍受。如感到阳光特别刺眼，声音特别刺耳，轻微地触摸皮肤感到疼痛难忍等。多见于丘脑或周围神经病变，精神科见于神经衰弱、癔症、疑病症、更年期综合征等。

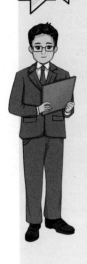

专家说

感觉再教育——脱敏治疗

最常用的脱敏治疗是交替使用平滑的、较粗的和粗糙的材料进行体表刺激。将这些材料放在患部轻轻摩擦 1~2 分钟，再用力摩擦 1~2 分钟，最后再轻轻摩擦 1~2 分钟。这种按摩是根据增加神经痛阈的原则，可以根据需要经常重复进行。在治疗开始时，以患者可以耐受的水平用柔和的、低刺激性的材料进行，然后逐渐增加按摩力、持续时间和治疗频率，出现脱敏（皮肤对这种刺激的耐受性逐渐提高，痛觉敏感的反应减轻或消失）时，即用刺激强度更大的材料进行治疗。通过对患部轻或重地拍打也可以使感觉降低，但要注意不能碰伤需要脱敏的部位。还可以使用机械振动器或拍打器，每天进行 1~2 次，每次 10~30 分钟。

另一种脱敏的方法是将手浸入一些材料中，如软泡沫聚苯乙烯球、大米、小珠子或爆米花。任何对患部的脱敏刺激可重复进行，每天进行 2~3 次，每次 20~30 分钟。脱敏应从最低感觉的区域开始，逐渐过渡到更敏感的区域。在治疗过程中，患者保持放松是非常重要的。

其他治疗方法

现代康复治疗中还可以通过使用经皮神经电刺激、冷热交替浴、旋涡浴和流体治疗等方式减轻过敏反应，如手部的疼痛。对产生过敏反应的手部皮肤使用油脂，可以保持其湿润、防止脱皮和皲裂。用油脂按摩手部可以帮助脱敏，同时促进正常感觉的再教育。

（田　峻）

10. 长时间工作
出现**腕部疼痛**怎么办

疼痛常常在肌肉长时间使用又没有得到适当休息时出现。疼痛可以使肌肉更加紧张，引起附着在骨骼上的肌腱、与肌肉移行的肌腱或肌肉本身的酸胀。在一天的工作和生活中，我们需要保持适当休息以放松肌肉，同时放松大脑神经对肌肉的控制，这是非常重要的。

专家说

调整生活和工作习惯

应调节生活和工作作息安排，保持良好、健康的生活和工作习惯。在生活和工作中适当放松肩部和颈部的肌肉，可有助于手臂肌肉的放松。另外，应该经常变换工作姿势。还可以在工作时使用人体工学鼠标、腕关节固定支具、腕托等器具以改良抓握或上肢的使用方式。

保持良好的放松和锻炼习惯

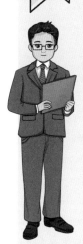

经常短暂休息会有帮助。短时间的放松练习可以减少关节压力和肌肉疲劳。定期体检和进行家庭练习是必要的。如果出现严重的过度使用综合征，患者可能需要重新开始短时间活动、频繁多次的休息以放松。当症状开始减轻时，增加放松练习和肌力练习的强度。对过度使用的受累区域建议使用支具，如使用固定器

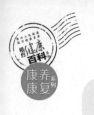

帮助休息或使用弹力袖减轻肿胀，甚至可以使用弹力绷带包扎以减轻肌腱或关节的张力。

改造工作环境并保持良好的姿势

还可以按照需求对工作环境进行调整，有助于肢体保持良好的姿势和合适的体位，减少或消除颈、肩和上肢的不适以及应力，预防过度使用或积累性损伤。

在任何时候保持良好姿势都是重要的。过度伸出、过多没有保护的振动、过度捏紧和握拳的动作都应该避免。腕部的过度尺偏或桡偏容易导致过度使用。工作时使用的工具大小要合适。还要避免持续、重复屈腕和频繁、持续牵拉等动作。

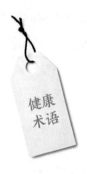

过度使用综合征：是指当骨骼、肌肉或肌腱在外力重复作用下且没有充分时间进行恢复的时候很容易发生过度使用性损伤。1993年发表在美国 *Archives Of Physical Medicine And Rehabilitation* 杂志上的一篇研究认为，这种损伤是由于长期采用重复动作造成身体某环节或部位病理性损伤，注意不应将这种状况与特殊的肌腱炎、滑膜炎或神经炎综合征等表现相混淆。

（田　峻）

第七章

髋关节康复怎么办

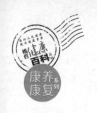

1. 为什么我的

髋关节总是疼

髋关节连接大腿与骨盆，主要由股骨头和髋臼构成，是人体最大、最稳定的关节。髋关节疼痛的原因非常多，通过识别疼痛位置，我们能初步推断病因，进而选择合适的科室就诊，再选择合适的治疗方法。总之，当我们发现自己有髋关节疼痛症状时就需要及时就医，以早日恢复健康。

> **专家说**
>
> **什么原因会导致髋关节疼痛**

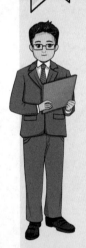

髋关节疼痛按部位分类，可分为前方疼痛、外侧疼痛和后方疼痛。髋关节前方（大腿根部腹股沟中点区域）疼痛，通常是髋关节本身的问题所致，如髋关节及周围组织炎症、感染、损伤或骨折。常见的疾病有骨关节炎、骨折、股骨头缺血坏死、髋关节盂唇撕裂、髋关节撞击综合征、髋关节感染等。髋关节外侧（大腿根部侧面）疼痛，此处疼痛一般是髋关节外侧肌肉、筋膜、肌腱过于紧张，和骨骼凸起部位（大转子）反复摩擦导致慢性炎症所致。一般情况下存在大转子滑囊炎和髂胫束紧张导致的弹响髋。髋关节后方疼痛（屁股疼）通常不是髋关节本身的问题，而是髋关节周围的肌肉、肌腱、韧带和 / 或神经问题引起的。常见的疾病有腘绳肌拉伤、骶髂关节疾患、梨状肌综合征、腰椎间盘突出等。

如何缓解髋关节疼痛

　　髋关节疼痛的治疗取决于疼痛的原因，以下是一些常见的缓解措施。①休息和避免可引起疼痛的活动：减少疼痛的首要步骤是避免进行加重疼痛的活动。②热敷或冷敷：热敷可以帮助缓解肌肉紧张，而冷敷则有助于减轻炎症和肿胀。③药物治疗：非甾体抗炎药可以帮助减轻疼痛和炎症。④减重：如果超重或肥胖，减轻体重可以显著减少髋关节的负担。⑤康复治疗：专业的康复治疗师可以指导患者进行特定的运动，缓解髋部疼痛，改善关节功能。⑥长期自我管理：包括生活方式的调整和规律的体育运动，以保持髋关节的灵活性和强度。

　　总的来说，髋关节疼痛是一个复杂的问题，需要综合考虑个人的具体情况，虽然许多轻度的髋关节疼痛可以通过家庭治疗得到缓解，但当疼痛影响到日常生活时，及时寻求医疗建议是非常重要的。

（白定群　田贵华）

2. 为什么**髋部总是弹响**

　　您是否曾在前后摆荡大腿、上下楼梯的时候听到髋关节出现"咔"的一声；您是否曾在走路、跑步的时候听到髋关节处有"咔嗒"的响声……如果是，那您可能患上了弹响髋。

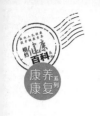

弹响髋 评估

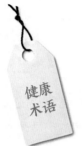

下交叉综合征：是一种常见的肌肉失衡状态，主要表现为髋部和腹部肌肉的弱化，以及大腿前侧和臀部肌肉的过度紧张。这种不平衡会导致骨盆前倾和膝盖过度伸直，从而影响姿势和行走方式，可能导致腰痛、膝盖疼痛等问题。治疗通常包括针对性地伸展和加强腹部以及臀部力量训练，以改善肌肉平衡和姿势。

健康术语

 专家说

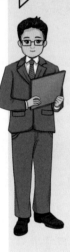

髋部弹响是怎么回事

弹响髋，又称舞者髋，就是在活动髋关节的时候，会发出弹响声，伴有或不伴有局部疼痛或髋关节活动受限。髋部弹响是由髋关节周围的软组织在运动中对关节的摩擦或压迫造成的。这种现象可以分为两类：无痛性弹响和有痛性弹响。无痛性弹响更为常见，通常无须治疗。这种弹响声可能是由于韧带、肌腱或肌肉在髋关节的凹凸面上滑动产生的。有痛性弹响可能是由髋关节内部的结构异常，如软骨损伤、髋关节唇撕裂或韧带松弛等问题引起的。这种情况下的弹响声通常伴随着疼痛或不适，需要医生进行评估和治疗。

如何应对髋部弹响

对于大多数无痛性髋部弹响，通常无须特殊治疗。然而，如果伴随疼痛或不适，建议采取以下措施。①休息和避免会引发疼痛的活动：如果因特定运动或姿势导致疼痛应尝试减少这些活动，给髋关节适当的休息时间。②改善生活习惯：避免长时间保持同一姿势。③药物治疗：在医生的指导下，适量使用非甾体抗炎药（如布洛芬）来缓解疼痛。④寻求医疗建议：如果疼痛持续或弹响声加剧，应及时就医，进行更深入的诊断和治疗。

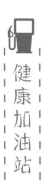

跑者中为何弹响髋较多

随着马拉松运动的兴起，许多上班族开始加入跑步大军，但这类跑步者平时工作时需要久坐，导致他们常伴有下交叉综合征的特征，包括臀肌无力、髂腰肌紧绷等，这些问题都可能直接或间接地导致弹响髋。

（白定群　田贵华）

3. 为什么会得**股骨头坏死**

在我们的生活中，股骨头坏死可能是一个听起来既陌生又令人畏惧的词汇，但了解其成因、症状以及预防措施可以帮助我们更好地应对这一疾病。本文将介绍股骨头坏死的相关知识，让您更好地了解这一疾病。

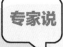

什么是股骨头坏死

股骨头坏死是一种疾病，当股骨头血液供应不足或者中断时，部分股骨头会出现坏死。这种情况可以导致关节表面破坏，进而影响关节的正常功能，通常会导致疼痛、活动受限，进而影响到行走，严重影响生活质量。

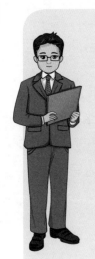

为何会得股骨头坏死

　　股骨头坏死可以由多种因素引起，大致分为两类：创伤性因素和非创伤性因素。创伤性因素：关节脱位、骨折等直接创伤可能会损伤血管，影响血供。非创伤性因素：①长期或大量使用类固醇皮质激素。②长期大量饮酒也可引起股骨头血管痉挛，影响血液循环。③血液疾病：如镰状细胞贫血、地中海贫血等。④其他原因：包括自身免疫性疾病、减压病等都可能导致股骨头坏死。

如何预防股骨头坏死

　　预防股骨头坏死，可从以下几点入手。①限制饮酒：避免长期过量饮酒。②谨慎用药：非必要情况下避免长期使用高剂量的类固醇激素药物。③避免受伤：在运动过程中注意保护髋关节，避免受伤。④及时治疗相关疾病：对于那些可能会影响血液供应的疾病，比如糖尿病、高血压，需要积极治疗控制。⑤定期体检：股骨头坏死高危人群应定期体检，早期发现、早期治疗。

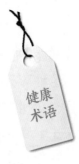

健康术语

　　减压病： 又称沉箱病、潜水员病，是指人体在高气压环境下停留一定时间后，在转向正常气压时，因减压不当，气压降低幅度过大引起的一种疾病。

（白定群　田贵华）

4. **股骨头坏死**了怎么办

股骨头坏死是一种因血液供应不足导致股骨头部分组织死亡的疾病。股骨头坏死让许多人闻之色变，不仅因为其疼痛难忍，更因为它可能严重影响患者的行动能力，乃至生活质量。但通过早期诊断和治疗，许多人的症状可以显著缓解、髋关节功能得到改善，并且病情进展得以延缓。如果您有股骨头坏死的危险因素或相关症状，应及时寻求医生的帮助。

股骨头坏死的症状是什么

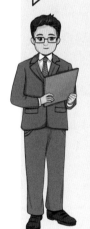

股骨头坏死初期可能无明显症状，随着疾病发展，会感到髋关节疼痛，疼痛以腹股沟为中心，并向臀部的侧面和后部以及大腿的前部放射，甚至可能辐射至膝盖。一开始可能只在活动时出现，但随着病情进展，休息时也可能感到疼痛，尤其是行走、站立后加重。在后期，可能会出现类似髋关节炎的症状，出现关节僵硬、日常活动受限（比如穿袜子或系鞋带困难）、跛行等表现，甚至失去活动能力。

我们如何发现股骨头坏死

当您出现上述症状或怀疑自己患有股骨头坏死时，请及时去医院就诊。医生会根据您的病史、症状、体格检查情况进行评估，然后通过影像学检查，如 X 线片、MRI（磁共振成像）、CT（计算机断层扫描）做出诊断。

发生股骨头坏死怎么办

治疗股骨头坏死的方法取决于疾病的阶段和严重程度，如果您确诊为股骨头坏死，应及时咨询医生，以获得正确的治疗建议。治疗方法主要包括保守治疗和手术治疗两大类。常见的保守治疗包括以下方面。

1. 药物治疗　使用非甾体抗炎药、抗凝药等进行治疗，减轻疼痛、炎症，改善血液循环。

2. 康复治疗　包括运动疗法、热疗、电疗、磁疗等，旨在减轻疼痛和促进血液循环，增强肌力，提高关节的稳定性。

3. 生活方式的调整　减少患肢的负重，在某些情况下，可能需要使用拐杖或其他辅助设备。另外，减轻体重以减轻关节的压力。当保守治疗效果不佳或疾病进展到中晚期时，可能需要考虑手术治疗。常见的手术治疗方法包括髓心减压术、骨移植、关节置换术。

（白定群　田贵华）

5. 为什么会出现
髋关节撞击综合征

髋关节撞击综合征，医学上称为"股骨髋臼撞击综合征"，是由股骨头与髋臼之间的异常接触引起的疾病。不仅会导致疼痛，还可能引起关节软骨或盂唇损伤，加速关节退变，影响生活质量。髋关节撞击综合征的原因复杂，包括结构异常、运动过度或不当等因素。了解髋关节撞击综合征的原因以及治疗方法，对于缓解症状和改善生活质量至关重要，本文将介绍髋关节撞击综合征的相关知识，帮助您有效预防和应对髋关节撞击综合征。

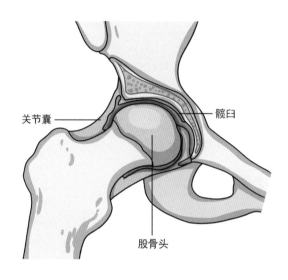

关节囊

髋臼

股骨头

专家说

为什么会出现髋关节撞击综合征

通常由以下几种原因引起。

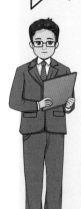

1. 结构异常　部分人群天生结构异常，如股骨头或髋臼形态不正常。

2. 运动损伤　大量髋关节旋转和弯曲的运动（如踢足球、舞蹈、练武术等）可能会增加髋关节撞击综合征的风险。

3. 过度使用　长时间或反复的髋关节活动可能导

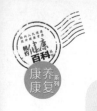

致关节软骨损伤，进而引发髋关节撞击综合征。

髋关节撞击综合征的症状是什么

1. 髋关节疼痛　疼痛通常发生在腹股沟区域，但也可能发生在臀部外侧，尤其是在髋关节弯曲、旋转或长时间活动后。

2. 活动受限　髋关节的活动范围减小，如弯腰或蹲下时感到困难，严重时出现跛行。

3. "卡"感或"点击"声　活动髋关节时可能会感到关节有卡住的感觉或听到点击声。

髋关节撞击综合征怎么治疗

治疗方法通常根据症状的严重程度来定，包括保守治疗和手术治疗两大类。保守治疗包括休息、药物治疗和康复训练。对于保守治疗效果不佳的患者，可能需要进行手术治疗。通常是行关节镜手术，通过小切口去除撞击的部分，减少髋关节的摩擦。

平时有什么注意事项

调整生活方式也是管理髋关节撞击综合征的重要部分。

1. 活动调整　尽量避免引起疼痛的活动。

2. 减轻体重　可以有效减轻髋关节的负担。

3. 定期进行低等强度锻炼　如游泳或骑自行车，有助于减轻症状。

（白定群　田贵华）

6. 为什么髋关节盂唇会撕裂

髋关节盂唇撕裂通常由跌倒、重复性运动、先天性问题、骨质疏松症或年龄增长等引起，各种因素可能单独或协同作用。髋关节盂唇撕裂常会导致髋部疼痛、不稳定和其他不适。本文将解释什么是髋关节盂唇、盂唇撕裂的原因以及盂唇撕裂之后的表现。

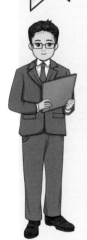

专家说

什么是髋关节盂唇？它有什么作用

髋关节盂唇是环绕在髋关节周围的软组织，形状类似于一个杯子的边缘。这个软组织有多重作用，首先，它在稳定髋关节方面功不可没，为我们在行走和运动时提供了重要的支撑，减少了受伤的风险。其次，髋关节盂唇扮演着保护者的角色，减少了关节内部的摩擦，有助于延长关节的使用寿命。最后，它还增加了髋关节的深度，提供了充足的运动范围，使我们能够更灵活地进行各种运动。

盂唇为什么会撕裂

盂唇撕裂的原因有很多，比如外部损伤，像摔倒、碰撞，或者其他外部冲击；还有反复的压力，长时间重复相同的动作，尤其是在一些运动或工作中，如长时间反复弯腰扭转身体、跳跃、奔跑等；有些人天生的髋关节结构可能会让盂唇更容易撕裂；随着年龄增长，关节内的软组织会变得更加脆弱，增加了损伤的风

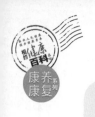

险；还有一些其他的髋关节问题，如髋关节炎，也可能导致盂唇承受过多的负荷，增加撕裂的风险。

盂唇撕裂后的表现

盂唇撕裂后可能会带来一系列不舒服的感觉，比如髋部剧烈疼痛，髋关节感觉不稳或者松动，行走变得困难，髋关节周围有卡顿或者卡住的感觉，活动或者运动时疼痛加剧，髋关节周围的肌肉出现痉挛或紧张，有些患者甚至在活动时感觉到关节内有咔嗒声。

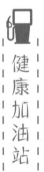

健康加油站

盂唇撕裂需要挂康复医学科吗

如果怀疑有盂唇撕裂，可以选择康复医学科进行保守治疗，通过评估髋关节的状况，制订个性化的康复计划，并提供相关的治疗建议。康复治疗师通过物理疗法、锻炼指导等帮助患者缓解疼痛、提高关节稳定性，帮助患者尽早恢复活动能力。

（白定群　田贵华）

7. 为什么**走久了**会出现**大腿外侧疼痛**

在日常生活中，很多人长时间行走后会感到大腿外侧疼痛。这种痛感有的时候只是普通的肌肉疲劳，通过休息几天和适度放松即可缓解。但有时这种疼痛也并不简单，需要专业人士进一步处理。本文将介绍一些引发此类症状的常见原因，并提供简单的自我处理建议。

找对方式，缓解疼痛能事半功倍

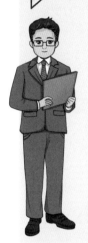

很多人会觉得走久了出现的大腿外侧疼痛和一般的肌肉疲劳酸痛没什么不同，于是很自然地想在疼痛的地方做按摩，但有时皮肤已经被搓得通红还是没什么效果。原因很简单，因为从解剖结构上看，大腿外侧并没有一块具体的肌肉，主要负责支撑的是一根叫作髂胫束的结构。医学上我们将髂胫束引起的行走后疼痛等一系列问题统称为"髂胫束综合征"。比起肌肉的收放自如，髂胫束更像一根粗大的皮筋，因此使用一般的按摩放松手法自然不会取得比较好的效果，反而采用牵拉、滚动等方式效果会更好。

那么髂胫束紧张就不用处理肌肉了吗？看问题别太孤立

实际上，很多时候髂胫束的紧张都来自上部阔筋膜张肌的过度紧绷。现代人长期的弯腰或坐位工作很容易引起阔筋膜张肌的短缩与薄弱，如果您平时没有练习臀肌的习惯，走久了又容易出现大腿外侧疼痛，不妨试着放松一下阔筋膜张肌的位置（如图所示），说不定会有奇效哦！

筋膜也拉伸了，肌肉也放松了，还是痛！您可能需要更专业的帮助

在绝大部分情况下，轻度的髂胫束综合征休息后即可缓解，但是部分人活动后大腿外侧痛并不是由髂胫束紧张引起的，或

者即使是髂胫束的问题，也不是单纯的牵拉问题。如果症状持续超过 2 天，建议您前往正规的康复医学科寻求专业指导。

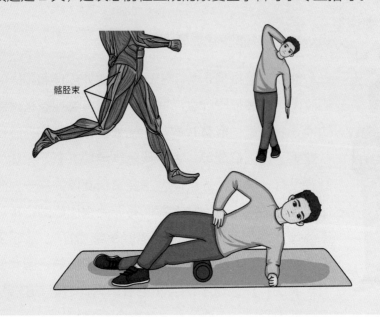

髂胫束

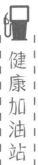

健康加油站

护膝或者髌骨带有用吗？

在有较大运动需求时，护膝、髌骨带等护具可以提供一定程度的支撑，但是需要避免在日常生活中长时间佩戴护具，以免产生依赖性，造成肌肉萎缩、运动觉降低等不良后果。另外，佩戴护具时需避免缠绕过紧造成局部缺血。

（白定群　田贵华）

8. 为什么有些**膝痛**是**髋关节引起**的

膝痛是一种常见的症状，可能由多种原因引起，包括受伤、磨损、关节炎等。然而，许多人可能不知道，有些膝痛实际上是由髋关节的问题引起的。这种现象的背后有着复杂的生物力学和解剖学原理，本文会用通俗易懂的语言来解释，带您了解膝痛背后真正的始作俑者。

膝痛最直接的原因是什么？是炎症

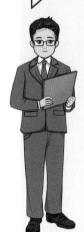

上一节中我们讲过，大腿外侧痛很多时候源自髂胫束的问题，而且大多数情况是由阔筋膜张肌紧张引起的，这种紧张导致髂胫束这根皮筋会在股骨上磨来磨去，这种反复的摩擦会带来炎症性改变，虽然成因与感染不一样（毕竟没有外部细菌侵入），但是症状是相似的，即红、肿、热、痛四大反应，这也是多数髂胫束综合征患者疼痛位置的常见症状。

疼痛来自炎症，炎症来自紧张，紧张又是从哪里来的呢

髂胫束是一种强韧的结缔组织，从髋部延伸到膝部外侧。它在运动中起着稳定髋关节和膝关节、分散力量的作用。阔筋膜张肌是位于大腿外侧的一块肌肉，它直接附着于髂胫束，并有助于控制髋关节的运动。当髋关节外展肌肉力量不足时，阔筋膜张肌就会过度使用或紧张，它会导致髂胫束过度拉伸或紧张。这种紧

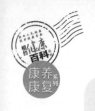

张不仅会在髋部引起不适，而且还会沿着髂胫束向下影响到膝部，尤其是在膝部外侧，可能导致髂胫束综合征，这是跑步者和骑自行车者常见的一种膝部疼痛。

如何增强髋关节外展力量呢？练

在髋关节外展动作中，臀中肌通常是主要的力量来源，而阔筋膜张肌虽有参与，但其贡献相对较小，主要起辅助作用。因此，锻炼臀中肌对缓解大腿外侧的压力更为有效。不过，对于一般人而言，大多数外展练习并不需要特别关注这些细节。换句话说，只要进行外展训练，所有的外展肌都会得到锻炼。以下是几种常见的髋外展练习动作，大家可以尝试一下。

1. 蚌式运动

2. 侧抬腿

3. 弹力带抗阻深蹲

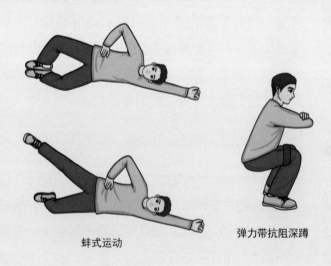

蚌式运动　　　　　弹力带抗阻深蹲

（白定群　田贵华）

9. 为什么**老年人股骨颈骨折**需要进行**髋关节置换**

老年人股骨颈骨折是一种常见且严重的骨折类型，往往是由骨质疏松、跌倒等因素导致的。传统的治疗方式在这种情况下往往效果不佳，因为老年人的骨折愈合能力较差，复发率较高。髋关节置换手术因其能够有效恢复髋关节功能、减轻疼痛，并能提供更稳定的治疗方案而成为首选。通过该手术，患者可以获得更长期的症状缓解和更好的生活质量，因此在老年人股骨颈骨折治疗中发挥着关键作用。

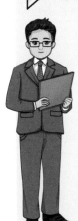

什么是髋关节置换术

髋关节置换术是指将损坏的髋关节组织替换成人工关节来治疗髋关节疾病或损伤的治疗方式。这种手术可以减轻疼痛、恢复功能，改善患者的生活质量。

为什么老年人股骨颈骨折需要进行髋关节置换术呢

对于老年人而言，股骨颈骨折后治疗方式的选择至关重要。传统手术因为老年人骨质疏松、愈合困难等问题，治疗效果有限。而髋关节置换术则通过人工

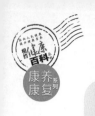

髋关节稳定愈合，加速康复，降低并发症风险。术后早期进行活动可避免长期卧床带来的并发症，如深静脉血栓等。在治疗方式的选择方面，应充分考虑患者的整体情况，并在专业医生的指导下做出决策。

髋关节置换术的风险与注意事项有哪些

尽管髋关节置换术有诸多优点，但也需要注意一些风险和注意事项。手术本身存在一定的风险，如感染、血栓形成、人工关节松动等。此外，手术后的康复过程也十分重要，需要患者积极配合康复训练，避免过度活动和负重，以获得更好的治疗效果。

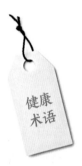

深静脉血栓： 即血液凝块，多发生在大腿或小腿深层静脉，也有可能发生在其他部位，是一种严重的病症。血栓有可能脱落并随血流到达肺部引发肺栓塞，肺栓塞是一种危及生命的并发症。

（白定群　田贵华）

10. 为什么髋关节置换术后要进行康复

"三分治疗，七分康复"，很多人听过这句话，但是在实际治疗过程中更多人注重的是吃药、做手术，轻视了康复治疗的重要性。髋关节置换术虽然能够显著提高患者的生活质量，但手术只是恢复过程的开始，术后康复是确保成功的关键步骤，它能帮助患者更快恢复正常生活，实现术后最佳恢复。

髋关节置换术后进行康复训练有什么好处

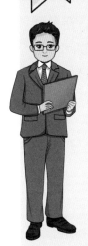

髋关节置换术后的康复训练对患者有诸多好处。首先，它加速了康复过程，减少了疼痛和肿胀，有助于周围组织适应和愈合。其次，康复训练有助于预防长时间卧床带来的并发症，如深静脉血栓，通过促进血液循环降低风险。此外，康复训练可以增强肌肉力量，提高关节稳定性，从而更好地支撑身体。最重要的是，康复训练可使患者恢复正确行走、爬楼梯等日常活动，从而提高了患者的活动能力，确保他们可以安全地重返正常生活。

髋关节置换术后如何进行康复训练

康复训练通常分为 3 个阶段：早期康复（术后 1~3 周）旨在减少疼痛和炎症，防止血栓形成，包括床上的踝关节活动、肌

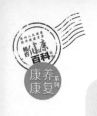

肉收缩训练和步行训练。中期康复（术后4~12周）逐渐增加活动量，包括使用固定自行车、上下楼梯和水中行走等非负重活动，以及专门的髋关节强化练习。晚期康复（术后3个月以上）重点是进一步增强髋关节周围的肌肉力量，改善关节的稳定性和灵活性，包括平衡训练、有氧运动和力量训练，目的是恢复日常活动和工作的能力。在整个康复过程中，遵循康复治疗师的指导至关重要，需根据恢复情况调整训练计划。

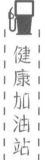

髋关节置换术后需特别注意的姿势有哪些

髋关节置换术后，患者需尽量避免以下姿势和动作：不要弯腰超过90°、避免内旋和交叉腿坐，以及避免外旋腿部。起立和坐下时，使用加高座椅，避免低矮座位。睡觉时，建议仰卧位，可能需要在腿间放置枕头保持适当位置。行动时应谨慎，可使用辅助设备如拐杖或助行器，以确保安全。

（白定群　田贵华）

第八章

膝关节康复怎么办

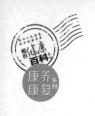

1. 为什么我的**膝盖**总是**痛**

膝关节疼痛的原因多种多样，有时痛在膝盖，因在"全身"。本文将分类归纳膝痛的常见原因，让您对造成膝痛的几大因素有较为清晰、全面的认识。

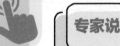

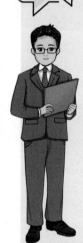

运动习惯不合适，膝盖先抗议

运动后拉伸不充分、长期运动模式及频率不合理会导致肌腱炎、筋膜炎、软骨损伤甚至骨水肿。若腿部肌肉力量不平衡、核心力量不够、身体中轴不稳，那么你跑 10 千米造成的损伤可能超过别人跑一场半程马拉松所造成的损伤。所以许久未运动，可以先去运动康复中心评估一下自己的肌肉力量、心肺功能，得到适合自己的运动处方再行动。

关节营养不良，膝盖发出警报

膝关节局部的"营养"状态与"动"息息相关。有人认为跑步伤膝盖，我们团队搜集了国内外跑步是否伤软骨的相关研究进行系统分析，得出结论：平地跑步并不会损伤软骨。Eduard Alentorn-Geli 等 人 在 *Journal of Orthopaedic & Sports Physical Therapy* 上发表的文章指出久坐者比平日跑步健身者更易得骨关节炎——久坐会使关节内有限的营养滑液难以动起来，"跑"可滋润整个关节。另外，全身的"营养"问题以及痛风、免疫等相关疾病也会引起膝痛。

各年龄层的膝痛各有"千秋"

儿童膝关节内部剧烈疼痛要提防化脓性关节炎，需尽快就诊。8~16 岁的青少年胫骨结节的骨骺未闭合，运动后膝痛要考虑骨骺炎。大多数人 20 岁后软骨便开始退行性变，往我们常说的"老寒腿"方向发展，因此年轻人上下楼梯出现的膝盖酸痛最常见的病因是髌软骨软化。50 岁以上的大多数人 X 线都有骨关节炎表现，患有骨关节炎并非就要置换关节，医生会为您制订适合您的阶梯式处理方案。

愈"养"愈"裂"的损伤——膝关节的难言之隐

膝关节常见损伤除了以上列举的，还有半月板和韧带。关节间隙的压痛需考虑半月板损伤，若未及时治疗，破碎的半月板不仅不能履行作为"垫片"的天职，还会变成不断磨损我们软骨的"天敌"。韧带损伤可形成血肿也会导致疼痛。

1 股四头肌肌腱炎　　　　　　　8 髌骨软化
2 髂胫束过紧　　　　　　　　　9 骨骺炎
3 鹅足肌腱/滑囊炎症　　　　　10 内侧半月板损伤
4 髂胫束综合征（跑步膝）　　　11 外侧半月板损伤
5 髌腱炎（弹跳膝）
6 髌股关节疼痛综合征
7 外侧挤压综合征

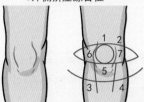

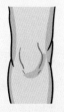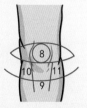

1、5、6、7 区运动后疼痛还需考虑筋膜炎

常因运动姿势不当导致的膝关节疼痛定位

定位不准或全膝痛者考虑化脓性关节炎、骨关节炎、痛风、免疫系统相关疾病、滑膜炎等

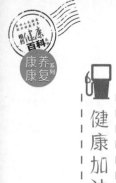

半月板Ⅱ度损伤严重吗

部分人的膝关节磁共振检查报告会提示半月板Ⅱ度损伤，这只是影像学的一种描述方式，不代表半月板一定存在器质性损伤，也可能是血管伪影导致的，即使是器质性的Ⅱ度损伤，若无不适症状也可以继续观察。因此，我们不能仅仅根据影像学表现来判断半月板是否健康，还要结合查体的结果及您的主诉综合评估。

最后，若您膝痛1周不见好转，还请及时就医。

（张新涛）

2. 为什么**前交叉韧带断了**需要**做手术**

许多人前交叉韧带断裂后休养几日疼痛便可缓解，自觉"既然不痛便可不管"，为什么还要考虑做手术呢？其实道理很简单，两个词便可点明，一为"长长久久"，二为"稳稳当当"。本文将带您了解前交叉韧带手术的精髓。

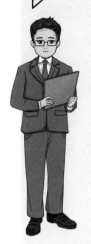

及时止损，放任断裂非明智之举

　　膝关节可以看成一个大宅院，除了前交叉韧带，里面还有不同的结构维持这栋府邸，前交叉韧带罢工对膝关节稳定不会有明显的影响，但一个支柱的"不作为"意味着其他支柱的负担不可避免地增大了，年久失修，便容易出现失衡的状况。S Church 等人在 *The Journal of Bone & Joint Surgery* 期刊上发表的文章和 Frank Diemer 等人在 *Sportverletzung Sportschaden* 上发表的文章指出，前交叉韧带断裂不接受手术治疗的患者，半月板损伤、软骨损伤的发生率会明显高于常人，并会更早出现膝关节退化。因此，选择前交叉韧带重建术往往不是为了"近忧"，而是为了膝关节长久的安康。

成就非凡，手术为您的运动表现保驾护航

　　前交叉韧带是维持膝关节稳定性的重要结构之一，断裂后进行日常的步行、慢跑可能不会出现不适，但您若是竞技运动的爱好者，如进行网球、羽毛球、篮球、足球等运动时，免不了急停、急跑、急转弯等运动，此时关节会出现明显不稳，除外影响您的运动体验和表现，也容易出现运动损伤。所以，出现前交叉韧带损伤还需尽早治疗。近些年随着人工韧带技术的发展，很多人在前交叉韧带重建术后 3 个月即可重返运动。

关键词 前交叉韧带重建术　竞技运动　人工韧带

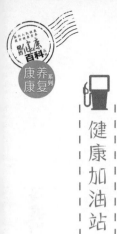

前交叉韧带损伤保守治疗有什么办法

一方面可以通过佩戴护具（如护膝）从外部增强膝关节的稳定性，另一方面可以加强肌肉的锻炼，通过平衡、健壮的肌群代偿前交叉韧带断裂对膝关节造成的"损伤"，尤其是股四头肌和腘绳肌的力量平衡训练。由此"内外兼修"，起到稳固作用。另外，即使选择了手术，加强腿部肌肉锻炼也很有必要，利于术后康复，可助您重返运动、降低受伤概率。

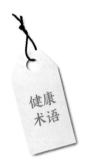

健康术语

人工韧带： 人工制造的韧带具有力学强度大的优势，无须等待生长，很多人术后第二天就可以下地，而自体韧带常常需要等待十余月才能重返运动。但人工韧带对手术技术与骨道定位的精准度有严格的要求，不然容易出现无法伸直患肢等不良结局。

最后，前交叉韧带重建术旨在"长治久安"，但具体到手术有没有必要做？什么时候做？是选用自体、异体还是人工韧带？术后多久可以恢复运动？则要结合患者的自身情况，以外科医生及康复师的评估为准。

（张新涛）

3. 后交叉韧带断裂
需要做**手术**吗

后交叉韧带虽然是膝关节韧带中最为强大的一个，对抗外力的强度相当于前交叉韧带的 2~3 倍，但因为损伤后症状不典型，常常被低估了发病率。本文将为您简要介绍后交叉韧带断裂后选择手术的意义。

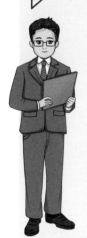

专家说

合并其他损伤时，手术是最佳解决方法

因后交叉韧带较为强韧，不易被损伤，一旦损伤，往往不是单独损伤，要注意对膝关节其他部位损伤的排查，而膝关节镜手术既可以微创，还可以直观、全面地检查膝关节每部分结构是否有损伤，检查的同时就能修复，进行相关手术，所以临床诊断疑似后交叉韧带损伤时，建议患者积极进行膝关节镜手术。

消除恐惧

后交叉韧带断裂会引起膝关节后直向不稳、旋转不稳以及侧方不稳，很多后交叉韧带损伤患者因害怕手术或再次受伤，会出现对患肢过度保护、不敢动的情况；另一方面，从前活动自如的许多动作如今主要依靠健侧肢体发力，久而久之，健侧膝关节更容易出现损伤。

恢复正常的膝关节生物力学

另外，就像上文前交叉韧带为什么要手术一样，膝关节这座"宫殿"支柱之间也需要后交叉韧带参与。后交叉韧带功能丧失会导致膝关节失去正常的运动规律，引起或加重膝关节内软骨或半月板的继发损伤，并导致韧带及关节囊的异常牵拉，更容易出现其他韧带损伤。髌股关节、胫股关节的接触面压力增加，会加速骨关节炎的发生。

最后，及时进行康复训练对恢复后交叉韧带功能非常重要，如加强股四头肌的力量训练。有些患者非手术治疗得当也可以获得良好的客观功能与主观功能评定结果。所以，不是所有的后交叉韧带损伤类型都需要手术，要不要手术？如何手术？如何康复？多久重返运动？要根据您的个人情况请运动医学的医师与康复师评估。

（张新涛）

4. 半月板损伤
需要**做手术**吗

膝关节间隙的压痛、酸胀往往提示您的半月板可能受伤了。当半月板损伤后出现明显症状时，会多角度、全方位地给膝关节制造麻烦。如果半月板损伤程度比较大了，合适的手术方案可以将损失降到最小。本文将向您简要介绍半月板损伤手术主要解决的是什么问题。

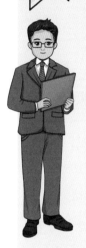

专家说

腿软？关节"卡"住？运动疼痛加剧

半月板损伤的患者日常活动时常常有较为明显的不适感，包括关节弹响、弹跳感甚至关节突然被"锁住"不敢动，这些不适感不仅会加重半月板受损，还会磨损关节软骨，使运动的不适感逐渐加强，加速关节老化。因此，国内外高水平运动员会尝试各种方法修复半月板损伤，保全其功能，比如注射富血小板血浆（PRP）、手术。PRP疗法是通过离心作用把血液中的高浓度的血小板收集起来，然后把富含大量生长因子的血小板注射回患者的损伤部位，这样会对患处组织细胞和基质的再生起促进作用，从而加速组织的修复，以达到治疗目的。手术能够促使裂伤愈合，尽量恢复半月板的原有功能和膝关节的正常负重模式。

我国尤其多见的盘状半月板之有效治疗对策

正常的内外侧半月板像两个月牙，而盘状半月板患者多数在先天发育时月牙便长成盘状，缺少外周厚、内部空缺的正常构架。此时哪怕半月板未碎裂也可能出现弹响、腿软等不适。英、美等白色人种中盘状软骨的发生率小于5%，瑞典的发生率仅为0.4%，在既往文献报道中，我国盘状半月板的发生率最高可达46.4%。半月板成形术可将盘状半月板修剪为近似正常的半月板。

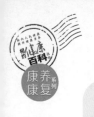

难以自愈的半月板

半月板只有外侧 10%~30% 的部分有血液供应，因此，除了靠近边缘的半月板撕裂，其他类型的损伤都很难愈合。早诊断、早治疗可使半月板切除的范围减小到最低限度。

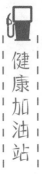

健康加油站

半月板损伤发生关节交锁如何解锁

在足部离地的情况下，慢慢试行内外翻加旋转，同时按摩腿部肌肉使痉挛缓解，可解锁。但切忌用蛮力，尤其要避免强行伸直，否则易造成韧带损伤。

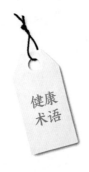

健康术语

富血小板血浆（platelet-rich plasma，PRP）： 其中含有一些能促进软组织愈合的成分，如对细胞增殖、分化和新血管化很重要的生长因子。局部注射 PRP 可以帮助肌腱损伤、肌肉损伤、膝骨关节炎、半月板损伤等患者重返运动，甚至可以让高水平运动员达到"没病一样"的水平。

但半月板手术的效果与受伤时间、年龄、裂伤范围以及损伤部位有无合并损伤有重要的关联性，需要医生综合评估患者情况，决定手术方案。

（张新涛）

5. 为什么会发生
内外侧副韧带损伤

膝关节内、外侧韧带损伤会出现膝关节内侧、外侧疼痛，当损伤严重、出现完全断裂时易发生出血，有时可见皮下淤血。会并发炎症，引起膝内侧肿胀、疼痛剧烈，甚至出现患肢不能负重的情况。有时内侧副韧带断端嵌入关节会发生交锁，严重影响生活质量。本文将为大家介绍为什么会发生内、外侧副韧带损伤。

特殊运动姿势的损耗

内侧副韧带是膝关节韧带损伤中最为常见的一种，膝关节微微弯曲时小腿强力外展，会瞬间对内侧副韧带止点形成强烈的负荷，很容易造成撕裂，比如足球运动员用足内侧踢球时，若用力过猛或回腿，或者踢球时被球撞到膝关节都容易出现膝关节内侧副韧带损伤。而膝内翻时容易出现外侧副韧带问题，但外侧副韧带损伤较为少见，多为暴力所致。

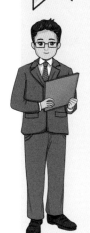

周围支持结构力量不足

当大家在运动场上肆意挥洒汗水，或者参与在竞技运动时，会有许多膝内翻、小腿外展的动作，膝关节的关节囊，股二头肌肌腱的状态，前后交叉韧带的保护作用会与内、外侧副韧带一起经历"耐受力"考

验。倘若肌肉力量过弱，前后交叉韧带失能，膝关节营养状态差时都会比常人更容易发生内、外侧副韧带损伤。

膝关节不稳造成的继发性损伤

当膝关节存在损伤，如关节腔内存在游离体，或者韧带、半月板裂伤，膝关节的生物力学会发生改变，如应力的传导变化，可以理解为一位小组成员罢工，同组其他成员每日的工作负荷会变大，因此膝关节不稳时，内侧或外侧副韧带会因为长期慢性牵拉而出现松弛、损伤、断裂。

内、外侧副韧带在关节内未出现炎性、退化病变的前提下，且保证肌肉力量平衡、足够，以及不要过猛地内翻、外展小腿，可以有效避免内、外侧副韧带损伤。

（张新涛）

6. 为什么我的**髌骨**
总是**脱位**

我们经常见到这样的患者，瘦瘦的年轻人大腿上没什么肉，一弯腿就感觉膝盖上的小骨头移位了，这就是很典型的习惯性髌骨脱位。为什么髌骨能这么轻易地就脱位了？本文将从先天因素、后天因素两大方面帮助您全面认识髌骨脱位。

专家说

先天发育不良，后天要留意

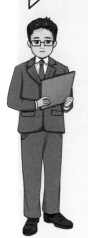

股四头肌和髌韧带力量不平衡时会导致髌骨在股骨上位置不正确，有些人会因为先天因素导致骨骼结构异常或股四头肌和髌韧带发育不良（有遗传倾向）。若后天不注意锻炼股四头肌，会更容易出现脱位。在众多先天因素中有一种特别情况叫作全身性韧带松弛，会出现膝关节过伸，这类患者由于肌肉张力减弱，很容易出现髌骨脱位。值得一提的是，全身性韧带松弛也可能由其他疾病如黏多糖代谢疾病导致，要及时排查。除了先天发育不良，有的患者一出生便存在持续性脱位，这是真正意义上的先天性髌骨脱位，这类患者无法完成主动伸膝的动作。此类患者属于不可复性髌骨脱位，要及时进行手术治疗，恢复正常力线。

损伤没注意，后来常脱位

快速减速和扭转的动作，比如脚被踩踏或绊住时小腿内旋较易引发髌骨脱位。直接暴力使髌骨脱位的情况也较为常见，此时处理不当、恢复不良会引起复发性脱位以及髌骨周围钝痛，尤其在上下楼梯、下蹲时，会加剧疼痛，并且会导致腿发软，活动不灵活，容易摔倒。久而久之就会发展为髌骨习惯性脱位，与上文提到的先天性脱位不同，髌骨习惯性脱位的患者股四头肌下段的肌肉会发生外旋移位以起屈膝作用，而真正负责屈膝的肌肉会出现挛缩。髌骨习惯性脱位的患者需要进行手术及康复治疗。

髌骨脱位　全身性韧带松弛　习惯性脱位

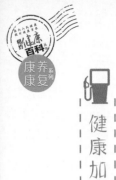

健康加油站

髌骨总脱位如何治疗

1. 内 加强自身肌肉力量和耐力，尤其是股四头肌的力量，来弥补关节活动的稳定性。

2. 外 在利用护膝甚至石膏加强关节稳定度的前提下完成肌肉锻炼，合并力线不良的患者要辅助足弓垫改善症状。频发脱位甚至造成关节内骨折者需要进行手术治疗。

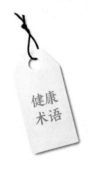

健康术语

全身性韧带松弛：根据国际上最常用的诊断标准 Beighton 分级评分，全身 9 个部位。双肘过伸（达到 10°），双腕过屈（屈腕拇指弯曲能碰到前臂），双膝过伸（达到 10°），双侧小指过伸（背伸可达 90°），身体屈曲活动异常（双膝伸直、弯腰伸手能触到地面），以上问题存在 4 个即可诊断。

最后，髌骨习惯性脱位的原因很复杂，不要一味地追求手法复位，而忽略了潜在的问题与风险。若您的髌骨存在多次脱位的情况，请尽早就医，明确原因。

（张新涛）

7. 为什么会得**髌腱炎**

人体中有很多肌腱组织，髌腱也是其中的一员。很大一部分髌骨下疼痛来源于髌腱炎，那该怎么办呢？

为何会患髌腱炎

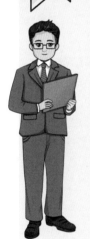

　　根据现代医学研究，肌腱炎产生的主要原因是肌腱承担了过于沉重的机械负荷。因此，一切造成髌腱机械负荷过重的活动都有可能是髌腱炎发生的原因。从这个角度来看，我们日常生活中的许多动作习惯都有可能引发髌腱炎。一般来说，可能引起髌腱炎的运动习惯及身体条件因素包括以下方面。

　　1. 过度使用或过度负荷　髌腱炎通常与长时间高强度运动有关，如长时间跑步、跳跃和蹲跳等。这些活动会给髌腱施加过多的压力，导致炎症和损伤。

　　2. 肌肉不平衡　肌肉不平衡是指身体某些肌肉相较于其他肌肉过于强大或过于弱小，这可能会导致不正常的运动模式，增加髌腱受伤的风险。例如，大腿内侧肌群（内收肌）和大腿外侧肌群（外展肌）之间的不平衡可能导致髌腱过度拉伸和受压。

　　3. 不良运动技术　不正确的运动技术也可能是导致髌腱炎的原因之一。例如，跑步时足内侧或外

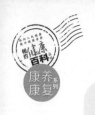

侧着地，或者在蹲跳时膝盖不稳定，都可能增加髌腱受伤的风险。

4. 肌肉紧张和缺乏伸展　肌肉紧张和缺乏适当的伸展可能导致髌腱过度紧张和受压，从而增加髌腱炎的风险。及时伸展和放松肌肉对于预防髌腱炎非常重要。

除了身体因素外，一些外部因素也可能增加髌腱炎的风险，如不适合的运动鞋、运动场地的硬度和倾斜度等。

髌腱炎应该怎么处理呢

髌腱炎可通过冲击波、超声等理疗方法和外用药物缓解症状。防治髌腱炎，需要在专业人员的指导下，注意适当控制运动强度和频率，保持肌肉平衡，正确应用运动技术，定期进行肌肉尤其是股四头肌的伸展和放松，确保使用适合的运动装备和场地。

（林剑浩　王睿康）

8. 为什么医生会说我得了**髌骨软化症**，髌骨软化症是什么

我年纪轻轻，走路膝盖痛，上下台阶尤其明显，而且腿时不时打软，大夫说我得了髌骨软化症了。髌骨软化症是什么？

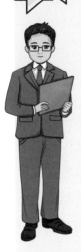

要回答这个问题，首先我们需要简单了解一下髌骨的结构与功能。髌骨位于膝关节前方，其前方粗糙，后方由软骨覆盖，与股骨内外侧髁形成髌股关节。在膝关节活动过程中，髌骨随着膝关节的屈伸活动而上下滑动，支撑其前方的股四头肌及髌腱，起到类似滑轮的作用。正常情况下，髌骨后方的关节面由表面光滑且质地坚韧的软骨覆盖，在上下滑动的过程中摩擦力较小。当此处软骨长期因各种原因引起损伤后，可能会出现缺损、肿胀、龟裂乃至脱落，并影响与之相对的股骨髁软骨。在这种情况下，髌股关节面不再光滑，髌骨的缓冲减震功能受损，导致膝关节在运动和受到冲击时髌股关节面会受到更严重的摩擦和撞击，进而引起局部炎症、疼痛及其他不适，这就是髌骨软化症。

髌骨软化症患者可出现一系列临床表现，典型症状是膝盖前部或髌骨区域的持续性或间歇性疼痛，并在活动期间（尤其在上下楼梯、跳跃和长时间行走时）髌股关节负荷加重。此外，还会出现髌骨区域的肿胀压痛、活动时髌骨区域的摩擦感及刺痛感、膝关节的僵硬和活动受限、膝盖稳定性下降等多种临床表现。

如果您出现以上的临床症状，医生可能会询问您平日的运动习惯，并参考 X 线、磁共振等影像学检查结果，如髌股关节面粗糙、关节间隙狭窄和软骨缺损，从而作出髌骨软化症的诊断。

（林剑浩　王睿康）

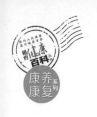

9. 髌骨软化症该怎么办

我这么年轻就软骨磨损了，那我该怎么办呢？

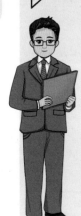

专家说

如果您被医师诊断为髌骨软化症，不要惊慌，作为一种慢性损伤性疾病，髌骨软化症的治疗以非创伤性保守治疗为主，大多数患者若能早期就诊并规范进行保守治疗，其临床症状均能有效缓解，可最大限度地保护关节功能并防止进一步损伤。要取得好的疗效，关键在于及时就诊、遵守医嘱。

髌骨软化症发病可分为急性期和慢性期。急性期局部炎症较重，应首先给予膝关节充分休息，避免膝关节剧烈和长时间活动，以保护软骨，这一阶段可能持续 1~2 周。在此期间，若肿胀、疼痛加剧，可进行冰敷治疗并口服非甾体抗炎药。

慢性期的治疗方法一般包括以下方面。

1. 休息和活动限制。应注意避免膝关节长时间高负荷活动，如反复弹跳、过度屈膝、下蹲等，以减轻髌骨的压力。

2. 以运动治疗为主的物理治疗手段。通过个性化的康复训练，包括肌肉强化、伸展和平衡训练，以增强膝关节周围肌肉的稳定性和支撑能力，减少髌骨的压力，纠正髌骨的侧向移位。其他物理治疗手法如按摩也有助于缓解髌骨周围炎症，减轻疼痛。

3. 药物治疗。若疼痛较重影响日常生活，可酌情使用药物减轻疼痛和炎症，如非甾体抗炎药。

4. 支撑和保护。使用支具或矫形器以提供额外的支撑，加强稳定性，减少对髌骨的压力。

5. 营养和体重控制。保持健康的饮食习惯和合适的体重对于髌骨软化症非常重要。控制体重可以减少对膝关节的压力，从而减轻症状并延缓疾病的进展。

6. 局部注射玻璃酸钠，可以润滑关节和减少摩擦，从而改善关节功能，并且有助于减轻疼痛。但这种治疗方法主要用于缓解症状，对患病因素控制作用较小，且疗效持续时间较短，需要定期重复注射，成本较高，一般不作为首选疗法。

7. 若保守治疗效果不佳，病情较重，严重影响患者的日常生活，可以考虑进行手术治疗，如髌骨软骨修复、髌骨整形或髌骨置换术等。

以上治疗方法，医生会根据患者的病情做具体安排，总体而言，及早就医并遵循医生的建议是治疗髌骨软化症的关键。

（林剑浩　王睿康）

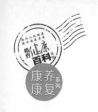

10. 为什么得了**滑膜炎**后**膝关节总是肿胀**

我之前摔过一跤，膝关节就反复肿胀，阴天下雨还很痛。大夫说我得了滑膜炎，滑膜炎是什么？

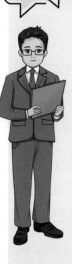

专家说

　　滑膜广泛存在于人体各关节内，覆盖在关节腔内的关节软骨表面和关节囊内，滑膜的主要功能是分泌关节液，起润滑和营养关节软骨的作用。当出现滑膜炎时，滑膜受到损伤或炎症刺激后，滑膜血管扩张，血流量增加，滑膜细胞增生。一方面，滑膜细胞分泌及渗出的炎性液体增加，进入关节腔，导致关节液增多并堆积，引起肿胀。另一方面，释放的炎症介质会随血管及淋巴系统向周围组织扩散，并在这些组织中引发炎症和水肿。包括关节周围的肌肉、肌腱、韧带、关节囊等结构，以及关节表面的皮下组织。这些结构及组织的炎症与水肿，同样可引起疼痛和肿胀。以上两种机制共同导致了肿胀的发生。滑膜炎通常是一种慢性疾病，造成滑膜损伤与炎症的因素往往持续存在，炎症反应可能会反复出现或加重。随之关节肿胀与疼痛也会反复发作，给患者带来不适感，影响其生活质量。

若不有效控制滑膜炎症，关节炎性积液仍会不断产生，除非肿胀严重影响关节活动，单纯抽取积液等治疗手段效果有限。可以使用高频电疗、磁疗、光疗等治疗手段促进积液吸收，必要时进行关节腔封闭治疗改善炎症。通过运动训练增加关节的稳定性也是十分重要的。

（林剑浩　王睿康）

11. 胫骨平台骨折了
怎么办

我从楼梯上摔下来，医生说我胫骨平台骨折了，为什么手术后很久了还是不让我下地？

专家说

胫骨平台是小腿上端膝关节下端一个宽大状似平台的结构，支撑着其上的躯体，其骨折的发生一般是因为膝关节受到内侧或外侧的强力冲击，故患者一般有明确的创伤经历。

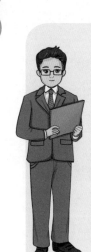

对于怀疑胫骨平台骨折的患者，应在创伤后立即采取急救措施，包括稳定伤势、避免移动伤患部位、进行简单的外固定，并及时送医。胫骨平台骨折有多种损伤类型，不能一概而论。若医生诊断有胫骨平台骨折，会根据患者的具体病情推荐治疗方法，具体而言，无塌陷和相关半月板或韧带损伤的单纯性胫骨平台骨折可在医生的指导下进行保守治疗。除此之外的大部分胫骨平台骨折需要通过手术进行开放性复位和内固定，老年患者、合并晚期骨质疏松症或显著骨关节炎的患者以及胫骨平台被破坏的年轻患者常需行全膝关节置换术。患者应该同医生沟通了解自己的病情及掌握适合自己的治疗方法。

胫骨平台骨折愈合是否良好对于患者之后的活动功能影响很大。胫骨平台复位困难、固定不牢，容易产生术后骨折块移位导致胫骨平台塌陷，容易造成日后的创伤性关节炎，引起疼痛、肿胀。然而长期制动会导致肌肉萎缩和力量丧失，所以在安全的情况下尽早开始康复训练十分重要，具体的训练方法和负重时间应由医生指导。为了尽早恢复行走，患者应遵循医嘱，积极配合治疗。

（林剑浩　王睿康）

12. **髌骨骨折**了怎么办

我滑雪时不小心滑倒跪地上了，拍摄 X 线片后医生诊断为髌骨骨折，我该怎么办？

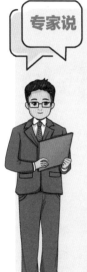

专家说

髌骨的主要生理功能是充当伸膝装置的力学支点，帮助股四头肌进行伸膝活动。髌骨骨折造成的影响除疼痛外，主要就是伸膝活动困难。因此，对髌骨骨折的治疗主要目的是修复髌骨作为伸膝装置支点的连续性与稳定性，保护髌骨的功能。

急性期主要为针对肿胀、疼痛的早期治疗，包括冰敷、口服镇痛药等。此后，不同类型髌骨骨折根据骨折线方向及位移情况不同，会对伸膝装置造成不同程度的影响，在治疗方式上也有所不同。一般来说，直接暴力（髌骨直接受到撞击）引起的髌骨骨折多为粉碎性，相对位移小，周围软组织损伤小，可见横行及纵行骨折线。间接暴力（由股四头肌猛烈收缩及股骨髁向前挤压引起，多见于突然滑倒或跌倒）引起的髌骨骨折多为横行骨折，位移大，周围软组织损伤严重。对于无移位、伸膝结构无破坏的单纯髌骨骨折，可采取固定制动的保守治疗。无移位的边缘纵行骨折无须制动。对于能够耐受手术和术后康复的移位性或复杂性的骨折患者，推荐进行手术治疗。

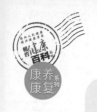

长期制动可引起骨质丢失和肌肉萎缩，影响患者日后膝关节的活动能力。因此，在康复阶段进行可耐受的负重训练和肌力训练非常重要，应在明确骨折固定到位后尽快开始。

（林剑浩　王睿康）

13. 老寒腿——膝骨关节炎
是冻出来的吗

"老寒腿"是用来形容膝关节或腿部因寒冷、潮湿等原因引起的疼痛和不适的口头语。这种情况通常与膝骨关节炎有关联。老寒腿在民间广为人知，许多人相信寒冷天气会导致或加剧膝骨关节炎的症状，但膝骨关节炎真的是被冻出来的吗？本文将聚焦这一话题，阐释膝骨关节炎的真正成因及其与寒冷的关系。

 专家说

为什么"老寒腿"在天冷时会感觉更痛

第一，寒冷会使血管收缩，导致血液循环减慢。对于膝骨关节炎患者来说，血液循环减慢会使关节和周围软组织的血流量减少，从而增加疼痛和僵硬感。

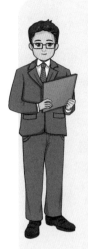

第二，低温可能增加关节液的黏度，使关节更加僵硬和不舒服，导致活动时疼痛加剧。

第三，天气变冷通常伴随着气压变化。斯蒂芬在"天气变量对终末期骨关节炎疼痛严重程度的影响"的文章中提及，气压下降会使关节空腔扩大，进而导致关节内压力变化，引发疼痛。

第四，在寒冷的环境中，肌肉和肌腱可能变得更加紧张，会增加关节负担。

第五，寒冷天气下人们倾向于减少户外活动，长时间保持同一姿势也可能导致关节僵硬和疼痛加剧。

膝骨关节炎的主要致病因素有哪些，如何管理或最小化这些致病因素

膝骨关节炎的发展与多种致病因素有关，主要包括生物力学、遗传、环境和代谢因素。

1. 随着年龄增长，关节软骨的自我修复能力下降，更容易发生磨损和退化，是膝骨关节炎最常见的风险因素之一。

2. 过重或肥胖会增加膝关节承受的压力，加速关节软骨的磨损过程。

3. 女性尤其是绝经后女性更容易患膝骨关节炎，可能与激素水平变化有关。

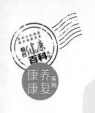

4. 关节先前受到过重大损伤（如韧带损伤、关节脱位等），或长期重复使用关节（如经常进行跑步、蹲起等运动），都会增加患病风险。这些成因之间可能相互作用，共同导致膝骨关节炎的发展。

为了管理或最小化这些致病因素，建议保持健康体重，避免关节过度负重；进行低冲击性运动，如游泳或骑自行车，以增强膝盖周围肌肉力量和关节稳定性；避免重复性关节损伤；保持健康的饮食习惯，摄入充足的营养以支持关节健康。

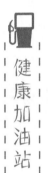

生活中有哪些误区可能加重膝骨关节炎

生活中的一些误区可能会无意中加重膝骨关节炎的症状或加速其进展。过度或不当运动，尤其是进行高冲击性运动（如跑步、跳跃等），可能会加剧关节磨损和疼痛。忽视体重管理，特别是肥胖，会增加膝关节负担，加速关节软骨的退化。膝骨关节炎患者在活动后需要适当休息，以避免过度劳累和加剧关节炎症。然而，完全避免活动关节并不是正确的做法，这可能导致关节僵硬和肌肉萎缩。认识和避免这些误区对于有效管理膝骨关节炎非常重要！

（曾　红）

14. 膝骨关节炎可以预防吗

在现代社会中，膝骨关节炎已成为困扰许多人的常见疾病，不仅严重影响患者的生活质量，也成为公共健康领域的一个重要议题。本文将从膝骨关节炎的危险因素、早期识别、预防措施等方面进行探讨，旨在提供一些实用的建议，帮助公众采取有效措施，减轻或延缓膝骨关节炎的发展，希望每个人都能拥有健康、有活力的生活。

专家说

膝骨关节炎的早期症状有哪些

膝关节疼痛，特别是在活动后或长时间坐立之后；关节僵硬，尤其是早晨起床时；活动时关节发出咔嗒声；膝关节活动范围受限或感觉关节不稳定。认识这些早期症状并及时采取预防措施，如加强关节周围肌肉的肌力、维持健康体重和避免关节过度负荷，可以减缓疾病进展。

健康加油站

哪些运动可预防骨关节炎，哪些运动应该避免

推荐进行低冲击性运动，如游泳、步行、骑自行车和打太极拳。这些运动有助于提高关节活动性和膝关节周围肌肉力量，不会造成过度压力。应谨慎或避

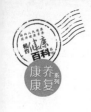
免进行高冲击性运动，特别是跳跃、在硬跑道上跑步或不规范的举重活动，因为这些运动可能增加关节损伤的风险，加剧对膝关节软骨的磨损。

（曾　红）

15. 膝骨关节炎
该如何进行**保守治疗**呢

在我们的生活中，膝关节承担着重要的角色，它支持走路、跑步、跳跃等动作。当关节炎侵袭时，这些基本动作可能变得困难。下面我们将给出膝骨关节炎保守治疗的建议，帮助您在遵医嘱的前提下，通过日常生活中的小改变缓解症状，提高生活质量。

专家说

膝骨关节炎有哪些治疗方式

膝骨关节炎涉及关节软骨的退化、关节边缘的骨刺形成，以及周围软组织的改变，常引发患者膝关节疼痛、肿胀、活动受限等症状，严重影响生活质量。

在治疗膝骨关节炎时，有多种治疗方法可以选择。药物治疗，如抗炎药，可以减轻疼痛和控制炎症。然而，长期依赖药物可能会带来副作用。另一种选择是手

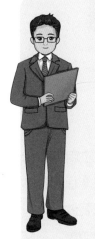

术治疗，但它适用于症状严重、对其他治疗无效的患者。对于多数患者来说，保守治疗是一个有效的选择。

如何进行保守治疗

有几种有效的保守治疗方法可以帮助患者改善膝骨关节炎症状并提高患者的生活质量。首先，适当进行体育运动和加强肌肉锻炼对于保持关节的活动范围和肌肉力量至关重要。特别是针对臀部和膝关节周围的肌肉进行强化锻炼，有助于改善下肢的整体力学结构，减轻膝关节的压力，如游泳或循序渐进地进行骑自行车运动，在运动时结合神经肌肉电刺激，训练效果更佳。其次，可采用物理治疗，如水疗、冷热敷、电疗、经皮神经电刺激，可以减轻疼痛和僵硬感。另外，体重控制和健康饮食对于减轻关节负担同样重要，需要避免过量摄入高热量食物。

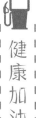

健康加油站

得了膝骨关节炎，生活中应该避免哪些行为

对于膝骨关节炎患者而言，日常生活中应避免几种可能加剧病情的行为。如应尽量减少长时间站立或步行，以免加重膝关节负担。避免重复性动作，如频繁蹲起或爬楼，以免加速关节损耗。此外，还应避免高冲击性运动，如跑步或跳跃，因其会加大对关节压力。同样不建议提重物，以免加大关节负荷。

（曾　红）

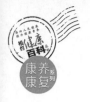

16. 静蹲和直抬腿
怎么做

静蹲和直抬腿是两种简单且高效的健身练习，广泛应用于日常锻炼和康复训练中。它们不仅可以加强下肢肌肉力量，还能提升身体的平衡能力和协调性。这两个动作尽管看起来简单，但想要做标准却并不容易。动作标准不仅能保证练习效果，还能避免运动伤害。本文将为您详细介绍静蹲和直抬腿的正确做法，以及它们对健康的多重益处。

专家说

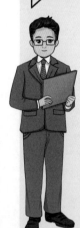

静蹲的步骤与技巧

静蹲是一种基础的下肢强化练习，对增强大腿和臀部肌肉特别有效。

步骤：首先，站立位，双脚与肩同宽，双手自然下垂或置于胸前。其次，背部贴墙缓慢下蹲，直到大腿与地面平行，同时保持背部直立。

注意事项：①保持膝盖不超过脚尖，重心放在脚后跟。②停留时间因人而异，初次尝试可从 30 秒开始，之后根据肌力增加情况可逐渐增加时间，最后用大腿力量缓慢回到起始姿势。③应避免背部弯曲，以减少受伤风险。

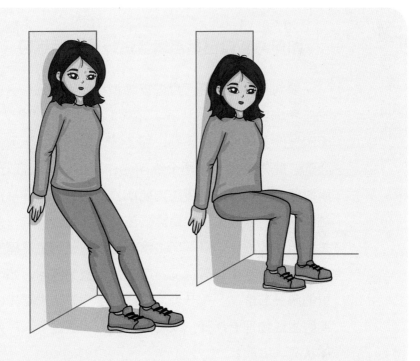

直腿抬高的步骤与技巧

直腿抬高练习有助于加强腿部肌肉，尤其是大腿前侧的股四头肌。

步骤：首先，仰卧位，腿部伸直，双手放在身体两侧。其次，将一条腿抬起，尽量保持伸直，抬至与地面垂直或尽可能高。最后，保持该姿势几秒钟，然后缓慢将腿降至地面。

注意事项：①交替进行，每条腿重复多次。②保持腿部伸直，并控制动作，避免用动作的惯性来完成练习。

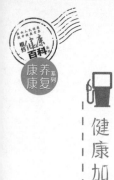
如何判断自己是否适合进行这两项练习

要判断自己是否适合进行静蹲和直抬腿练习，首先应考虑自身的健康状况。如果你是健康的成年人，无明显膝关节或背部问题，那么做这些练习是无须担心的。此外，由于这两个练习动作可控、安全性好，所以很适合需要进行下肢功能康复的患者。在开始接触新动作时，最重要的是需要注意动作是否标准，并关注自身的感受，以不产生疼痛为宜，若产生疼痛应立刻停止。若有以下状况，应谨慎或避免练习，如严重的膝关节疼痛、关节炎、下背部疼痛等，需要先咨询医生或物理治疗师，以确保运动方式适合个人的身体状况。

（曾　红）

17. 得了**膝骨关节炎**什么时候该**做手术**

很多患者希望了解自己患的膝骨关节炎到底需不需要做手术？什么时候做手术？本篇将详细解答膝骨关节炎在什么阶段建议进行手术治疗。

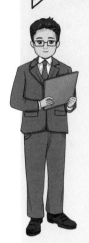

膝骨关节炎的严重程度如何划分

0 级：正常，关节间隙正常，没有骨赘，没有明显的畸形。

Ⅰ级：关节间隙疑似变窄，可能有骨赘，也就是常说的骨质增生、骨刺。

Ⅱ级：有明显骨赘，关节间隙疑似变窄。

Ⅲ级：中等量骨赘，关节间隙变窄较明确，有硬化性改变。

Ⅳ级：大量骨赘，关节间隙明显变窄，严重硬化性改变及明显畸形，关节可能会出现半脱位或者脱位改变。

膝骨关节炎应何时进行手术治疗

如果膝骨关节炎发展到晚期，关节严重变形，关节功能丧失，影响患者的生活质量，建议手术治疗。目前通常认为，膝关节终末期（Ⅲ、Ⅳ级）骨关节炎以及持续性严重疼痛是膝关节置换术的主要手术指征。同时还需要结合患者的主观症状进行判断：①存在夜间或负重下持续性膝关节疼痛；②进行至少 6 个月的保守治疗症状未能缓解；③活动能力因为膝关节疼痛而受到严重影响。

目前，针对膝关节炎晚期所采用的手术干预手段主要有三种：截骨术、单髁置换术以及全膝关节置换术。关节置换的目的是给患者一个无痛、功能良好的关节。

膝骨关节炎　手术指征

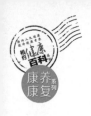

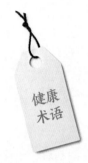

骨赘：骨刺在医学上称为骨赘，又称骨质增生，是软骨被破坏后，软骨膜过度增生而生成的新骨，经骨化后形成骨赘，这是骨性关节炎病理过程中的一种代偿反应。增生的骨赘通常在骨骼两端及四周同时存在，但投影在平面的X线片上，可能仅表现为基底宽、尖端细的粗刺形状。

（曾　红）

18. 为什么要做
膝关节置换术

膝关节置换术是用人工关节替换病变严重的膝关节，以消除疼痛、矫正膝关节畸形、恢复关节功能的一种手术，逐渐被越来越多的患者所接受。本文将让您了解什么是膝关节置换术以及为什么要做这项手术。

膝关节置换术的流程

膝关节置换术目前来说已经是非常成熟的治疗方法。术前患者需进行评估，选择适合自己的假体型号。

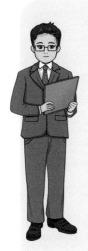

医生注射麻醉药后切开皮肤及组织进入关节腔，将损坏的软骨切除，置换为人工膝关节。人工膝关节有三个部件，分别为股骨部件、胫骨部件、髌骨部件，将这三个部件分别安装好即可。术后第二天患者即可下床行走。膝关节置换术恢复期很短，一般两天就可以借助助行工具下地行走。

为什么要做膝关节置换术

之所以要做膝关节置换术，主要是因为膝关节的功能已经受到了严重的影响，保守治疗效果不大。患者多表现为关节剧烈疼痛而行走困难。如果骨关节炎已经非常严重，关节软骨受到巨大的破坏，就容易导致双膝出现关节畸形，可能会呈现内翻或外翻畸形，影响走路。

膝关节置换术能给患者带来什么

膝关节置换术对于严重膝关节疾病的患者来说是一种希望。只要符合膝关节置换术指征，手术后对膝关节的功能改善以及疼痛缓解具有非常重要的作用。另外，膝关节置换术对于改善老年人的关节功能具有非常重要的作用，可以重拾运动和改善生活质量。康复期间可能会遇到一些问题，如腿弯曲困难、腿伸直困难和肌肉萎缩等，但通过积极进行康复训练，按照医生和康复治疗师的指导，患者可以逐渐克服这些问题，恢复正常生活。

（曾　红）

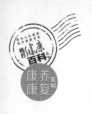

19. 如何做
膝关节置换术的
术前康复训练

在传统观念里，大家普遍认为康复训练是在术后进行的。有的人认为，患者马上要手术了，一运动万一症状更严重了怎么办？也有人不理解，认为我现在没有创伤，为什么要提前进行康复训练？

其实，术前康复训练是很重要的！手术之前，一般需要进行健康评估、下肢检查以及减重等准备，这样可以有效减少术后并发症，术前康复训练能提高身体素质，增加肺活量，为手术的成功打下良好的基础，而且会使术后的恢复更快、更容易。本文将详细介绍膝关节置换术术前应做的准备工作有哪些。

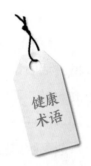

健康术语

股四头肌： 股四头肌包括四大块肌肉——股直肌、股外侧肌、股内侧肌和股中间肌，这些肌肉位于大腿前侧。股四头肌收缩时拉动肌腱使膝伸直。这些肌肉可以协助人类行走和奔跑。

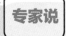

术前评估包括哪些内容

在进行膝关节置换术前，患者要进行全身检查，常规的检查项目包括血常规、尿常规、凝血功能等，这些检查能够帮助医生了解患者的基本情况，为手术做好准备。术前膝关节X线片可帮助医生确定患者肢体的力学轴线，确定假体的大小及需要术中处理的骨缺损的大小。

术前康复训练有助于术后恢复

很多患者觉得在手术前应静养，休息好了才能给手术打好基础，这种做法不是很恰当。其实，适当运动和锻炼不仅能保持肌肉强劲有力，还能在一定程度上减轻体重，减少关节承受的压力。康复治疗师通常会在术前指导患者进行如下康复训练。

1. 腹式呼吸和咳嗽训练 指导患者进行腹式呼吸和采用正确的咳嗽体位与使用正确的咳嗽方法。进行有氧运动及力量训练，以增强自我效能、减少术后并发症。

2. 锻炼股四头肌 通常膝关节置换术患者年龄较大，肌肉的控制力相对较差，术前股四头肌收缩训练不仅可以增强膝关节周围的肌肉，还可以帮助患者更好地找到发力点，有助于术后康复。具体方法：患者取平卧位，反复进行双下肢大腿肌肉收缩5秒钟、再放松2秒钟的运动。每天收缩、放松共6组，每组50次，共300次。肌肉收缩力差的患者可在大腿下方放一小枕头，用力下压枕头，可诱发股四头肌及腘绳肌的收缩。

（曾　红）

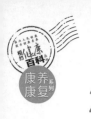

20. 刚做完**膝关节置换术**，应该**注意什么**

膝关节置换术 术后护理

通过膝关节置换术可解除膝关节疼痛、改善膝关节功能、纠正膝关节畸形并获得长期稳定。但不是做完手术就"万事大吉"了，本文将针对术后常见问题，为您解答患者术后该注意什么。

专家说

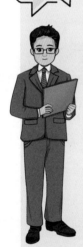

术后常见问题有哪些

膝关节置换术后常见问题有肢体肿胀、疼痛、关节活动度受限、肌力下降、站立平衡及本体感觉下降、膝关节功能性活动耐力差和行走、上下楼梯、爬山等日常活动受限等。此外，还可能出现下肢深静脉血栓和肺栓塞、伤口愈合不良、假体周围感染等并发症。

术后护理的注意事项

术后护理尤其重要，安全、有效的护理有助于置换术的成功和患者的痊愈；①术后使用抗生素，以防感染；②患肢术后用软枕垫高，保持中立位，避免神经过度受压；③密切观察患肢肢端感觉和活动情况，保持踝关节中立位，防止足下垂；④患侧下肢可进行气压治疗以防止深静脉血栓；⑤一般术后 48 小时拔除引流管，尽早下床上厕所。

膝关节置换术后有哪些活动或姿势是应该避免的

膝关节置换术后，为了保护膝关节并促进其恢复，应防止过度拉伸或压迫手术区域，若植入假体还需要防止假体早期磨损或脱位，患者应该尽量避免可加重损伤的运动和体位，比如应尽量避免深蹲、跳跃、奔跑，不要扭转膝关节，不要长时间保持同一姿势，不要提举或搬运重物。初期可能需要使用加高的厕所座圈，以减少膝关节弯曲时产生的压力。避免坐在过低的椅子或沙发上。

（曾　红）

21. 膝关节置换术后
该怎么锻炼

许多患者在进行膝关节置换术后就以为万事大吉，术后未进行康复训练，等到几个月后才发现患肢遗留下了很多问题，悔之晚矣！本文旨在为患者提供指导，帮助他们在膝关节置换术后顺利过渡到康复阶段，最终实现膝关节功能的最大恢复。

 专家说

术后什么时候开始进行康复训练？早期康复非常关键

术后第 1~2 周是膝关节置换术后早期康复的关键时期，一般情况下，术后病情稳定 24 小时后便可以开始进行康复治疗了。早期康复的目标主要包括：减轻

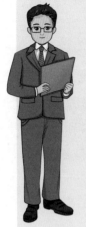

水肿与疼痛，预防并发症，尽可能地屈伸膝关节，改善关节活动度，主动活动邻近的髋关节和踝关节，促进伤口愈合，防止下肢肌肉萎缩。

康复训练该怎么做？循序渐进，逐步康复

术后第 1~5 天：康复重点为减轻水肿和疼痛、尽可能屈伸膝关节、恢复功能。患者可在他人帮助下在床上变换体位，进行踝泵运动、股四头肌等长运动、持续被动活动练习、直腿抬高运动等。

术后 2~6 周：在医生的指导下，进行一系列系统的、循序渐进的康复训练，如直腿抬高练习、弓步练习、下蹲练习等，可以最大限度地恢复膝关节活动度、改善下肢力量、尽量减轻步态和平衡障碍。

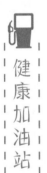

健康加油站

膝关节术后关节角度需要恢复到什么程度

一般而言，膝关节弯曲度至少需要达到 90°，以满足大多数患者日常基本活动的需求，如行走和上下楼梯。理想情况下，膝关节的弯曲度能达到 110° 或更多，可以让大部分人在没有限制的情况下完成日常活动。膝关节置换术后膝关节伸直角度的理想恢复目标是达到 0°，这意味着膝关节能够完全伸直，与大腿成一条直线，没有任何弯曲。达到这个目标对于确保患者能够正常行走、站立和参与日常活动是非常重要的。

（曾　红）

第九章

踝足康复怎么办

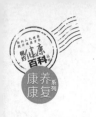

1. 为什么**崴脚**了
韧带可能会断

崴脚在医学中属于踝关节扭伤的范畴，是骨科及康复医学科的常见疾病之一，约占运动损伤和日常活动损伤的四分之一。踝关节为了保持稳定，除了依赖骨性结构——踝榫状结构以外，更重要的是依赖连接骨与骨的软组织——韧带。当踝关节受力负荷超出神经肌肉响应速度时，韧带受到极致的牵拉而超出了正常范围内的生理负荷，就会导致其部分或完全断裂。

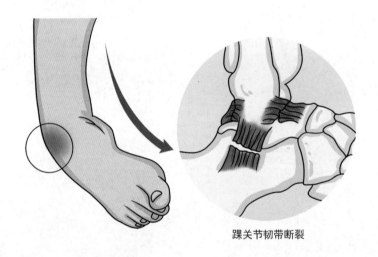

踝关节韧带断裂

 专家说 踝关节的关节组成有哪些

踝关节由胫骨的下关节面、内踝关节面、腓骨外踝关节面与距骨滑车的上关节面和内、外侧关节面构

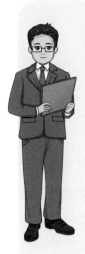

成。踝关节的关节面上均覆盖了透明软骨，距骨体关节面自前向后有一定的凹度，胫骨关节面有一个相应的凸度，正是这样的凹凸关系保证踝关节的动作局限于屈伸的范围内。这种独特的"榫卯结构"赋予了踝关节一定的稳定性。

踝关节的稳定性还依靠哪些结构

除了上文提到的"榫卯结构"的关节组成外，维持踝关节稳定性最重要的是踝关节内、外侧韧带的支撑。内侧韧带是踝关节最强壮的韧带，由于形似三角形，也被称为"三角韧带"。其主要功能是限制距小腿关节、距下关节和距舟关节外翻。因内侧韧带有较大的强度以及外踝的骨质屏障，崴脚时鲜有内侧韧带断裂的情况发生。外侧韧带较内侧韧带薄弱，因为外踝延伸较长，可以提供较好的稳定性，因此外侧韧带作用较小，呈细薄状，从前到后依次为距腓前韧带、跟腓韧带和距腓后韧带。韧带主要由密集平行排列的胶原纤维束构成，呈起伏波浪状排列。崴脚时，屈曲波形消失，纤维束伸直以承受突然增加的拉力。但当拉力过大超出韧带的受力范围时，其胶原纤维就会产生局部或整体断裂，最终表现为韧带断裂。

（刘元标　李旻瑶）

2. 为什么**崴脚之后**很久了还是**不舒服**

关键词

慢性踝关节不稳 防护 康复治疗

崴脚是个复杂的损伤过程，涉及踝关节的多种结构，如韧带、关节囊、关节软骨、骨骼等。若崴脚后未经系统治疗或治疗不当，20%~40% 的人可能出现内、外侧韧带在松弛位愈合而造成慢性踝关节不稳。继而表现出长时间行走后踝关节酸痛及酸胀、持续性肿胀、踝关节退行性改变，甚至反复崴脚导致踝关节功能受限。

专家说

崴脚后踝关节为何会不舒服

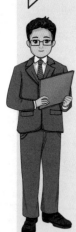

崴脚后，韧带损伤是导致不舒服的主要原因。其中，距腓前韧带损伤占 85.3%，跟腓韧带损伤占 34.5%，而这两条韧带也是对抗踝关节过度内翻，维持踝关节外侧稳定的主要结构。它们的损伤会造成踝关节内翻角度大幅度增加，从而容易造成反复扭伤。同时，踝关节应力的改变，以及由于韧带松弛导致踝关节旋转角度的改变，也会使崴脚后踝关节出现反复疼痛、肿胀等情况。

有哪些防护措施

如果崴脚之后持续不舒服，可以佩戴护具。目前普遍认为，佩戴踝护具是效果最好、成本最低的防护措施。它可以提高踝关节的动感知觉，并且通过限制后足活动，特别是限制翻转而加强支撑保护作用。但其效用取决于护具的材料、结构、使用方法以及使用者的病史、既往踝关节的稳定性等因素。

可以进行什么康复治疗

当崴脚后持续出现不适感，使用防护措施后无明显改善时，建议行中西医康复治疗。传统医学中的针刺疗法如普通针刺、密集针刺、小针刀等均是目前临床普遍认可的快捷有效的治疗手段。内服中医汤剂以及外用膏药、中药熏洗、推拿、正骨等也被证实能够缓解症状。西医研究普遍认为，踝关节不稳与平衡控制有重要的关系。因此，除了应用超声波、短波、冲击波等物理治疗手段外，等速力量训练、超等长向心-离心收缩训练、本体感神经肌肉易化法等均是有效的康复治疗手段。

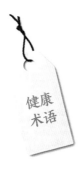

健康术语

本体感觉神经肌肉促进技术：是以人体发育和神经生理学原理为基础，通过刺激本体感受器，提高相关神经肌肉的反应，最终起到改善运动控制能力、肌力、耐力，缓解肌紧张等作用，是康复训练中常用的方法之一。

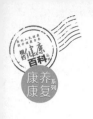

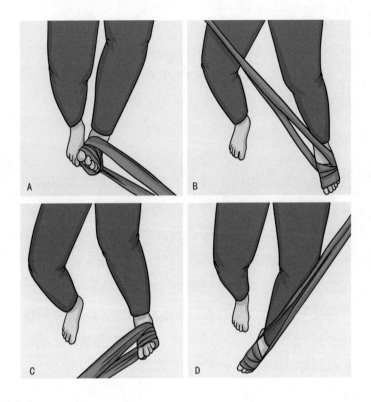

（刘元标　李旻瑶）

3. 为什么会出现

习惯性崴脚？要做手术吗

习惯性崴脚在医学上称为习惯性踝关节扭伤，多由机械性踝关节不稳和功能性踝关节不稳导致，其中，后者是主要病因。功能性踝关节不稳主要表现为韧带松弛，腓骨肌反应时相延长、本体感受器受损、肌力下降等。目前，习惯性踝关节扭伤的治疗方法有保守治疗以及手术治疗，但最终的选择还应在专科医师的指导下视具体情况而定。

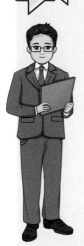

什么是习惯性踝关节扭伤

踝关节扭伤一般分为外翻型和内翻型，因为踝关节独特的解剖结构，以内翻引起的外踝关节扭伤最常见。外踝扭伤以外侧韧带中的距腓前韧带和跟腓韧带损伤居多。首次扭伤后，如若未进行及时有效的治疗及康复训练，则会导致踝关节重复扭伤，即习惯性崴脚。

什么样的情况需要做手术

如果在崴脚后出现长时间活动后反复扭伤及不稳定感，行走不平地面时有恐惧感或无力感，可伴有疼痛和肿胀，以及踝关节活动受限，持续时间3个月以上，保守治疗效果不佳者，则推荐手术治疗。

有哪些手术方式可以选择

目前治疗踝关节不稳的外科手段主要有非解剖重建、解剖修复、解剖重建、关节镜下关节囊热缩等技术。非解剖重建，即肌腱重建，手术操作相对简单，创伤较小，短期疗效良好。但因为非解剖重建可能导致骨关节炎、踝关节活动受限、足内肌平衡消失等不良反应，影响远期疗效，目前并非一线治疗方式。解剖修复是通过修复韧带原有的解剖结构，以恢复踝关节的自然力学，是目前治疗踝关节不稳的首选术式。解剖重建是通过将移植物尽可能地固定于原有韧带附着点的位

关键词

习惯性踝关节扭伤 功能性踝关节不稳 解剖重建

置，以获得术后接近正常的关节生物力学机制。关节镜下关节囊热缩技术是通过射频使组织皱缩的同时仍能保持组织活性，《骨科学》发表的一篇文章指出，该技术可能导致周围组织破坏吸收，且术后复发率和残留症状比率较高，仅推荐在病情较轻时使用。

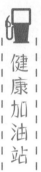

为什么踝关节外侧韧带容易受伤

与踝关节内侧韧带相比，外侧韧带较细薄、强度较低。外踝完全覆盖距骨，但内踝仅覆盖距骨的 1/3，内踝较外踝高，因此踝关节容易出现内翻而损伤外侧韧带。同时，由于距骨滑车的形状为前宽后窄，跖屈时距骨向前滑动，使较窄的距骨滑车的后缘进入榫头内而出现不稳定的情况。因此，踝关节外侧韧带较内侧韧带更易受伤。

（刘元标　李旻瑶）

4. 为什么要进行**踝关节韧带重建术**，术后怎么办

如果反复出现踝关节扭伤，考虑韧带损伤为主要原因，且保守治疗效果不佳时，则需要考虑手术治疗。目前临床以韧带修复为首选手

术方案，但此方案对局部软组织及残余韧带有一定的要求，当不能满足修复条件时，则需行韧带重建术，并在术后尽早至康复医学科行专业的康复治疗。

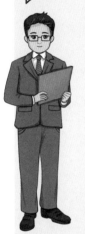

专家说

什么是踝关节韧带重建术

在反复出现崴脚的人群中，有一部分人会出现韧带断裂以及韧带局部吸收的情况，此类人群因为韧带残端质量差，不宜选用韧带修复的手术方法；还有一些长期存在韧带功能不全、全身性韧带松弛、既往韧带修复手术失败的人群，都应该选择韧带重建术来改善踝关节不稳的情况。此术式通过将移植物尽可能固定在原有韧带附着点的位置，获得术后正常或近于正常的踝关节及距下关节生物力学机制。

韧带重建术的预后怎么样

韧带重建术分为自体肌腱移植和异体肌腱移植两种方式。自体移植的缺点在于需要一个额外的手术切口且牺牲了一条健康的肌腱；而异体移植的缺点在于可能出现排异反应，以及增加术后伤口感染的发生率。无论选择何种移植方式或手术技术，都能取得较韧带修复术更好的疗效。

手术后的康复治疗措施都有哪些

韧带重建术后可能出现疼痛、肿胀、关节活动受限、本体感觉丧失以及肌力下降等问题。需要尽早至

康复医学科就诊，在精准评估的基础上，接受专科医师及治疗师的指导。术后康复治疗的目的是缓解症状、恢复踝关节功能以改善生活质量及运动能力。主要方法有尽早进行关节活动训练、渐进性负重训练、核心稳定性训练、本体感觉训练，使用辅助器具，以及进行物理治疗（包括电疗、超声波疗法、磁疗、冷疗等）。

（刘元标　李旻瑶）

5. **距骨软骨损伤**
怎么办

关键词

距骨软骨损伤　保守治疗　功能改善

　　距骨软骨损伤是常见的踝关节软骨损伤，是导致踝关节疼痛的重要原因之一，大多数由急性创伤或反复发生的微创伤导致。早期诊断及治疗对踝关节功能的改善有积极作用。但因其临床表现及体格检查均无特异性，需借助关节造影、超声、磁共振等影像学检查手段确诊。此疾病的治疗方法应根据患者的年龄、症状、损伤持续时间、损伤部位大小等因素综合考虑。

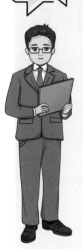

距骨软骨损伤的表现是什么

距骨软骨损伤多表现为踝关节扭伤后出现行走或负重后踝关节持续性疼痛，但多数呈不能明确定位的弥散性疼痛；部分患者可出现关节肿胀、关节活动度变小等情况；若游离的关节软骨卡在关节间隙，则可能导致部分患者出现关节交锁症状。

可以进行保守治疗吗

通常，针对无症状、轻微症状或偶发损伤等人群，可采用保守治疗的方法。主要治疗方法有药物治疗（如非甾体抗炎药）、休息或限制体力活动、石膏或支具外固定、冲击波疗法、康复训练等。

保守治疗效果不理想怎么办

当保守治疗失败或症状一直未缓解，可考虑进行手术治疗。目前常用的治疗方法有软骨碎片的清创、刮除、复位和固定；关节镜下骨髓刺激、关节软骨替代、软骨细胞移植、金属假体置换、生物制剂治疗等。但无论选用哪种手术方式，术后均应尽早至康复医学科行规范的术后康复训练，具体的物理因子的选择及负重训练进程等康复训练方案还需要依据手术方式及术前距骨软骨功能状态、年龄等制订，以最终达到较好的功能改善。

（刘元标　李旻瑶）

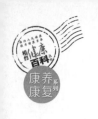

6. 足底筋膜炎有哪些表现，如何治疗

关键词

足底筋膜炎　疼痛

足底疼痛是指足底出现疼痛，可以是全脚掌疼痛，也可以是足底一部分区域疼痛。可能引发足底疼痛的疾病包括足底筋膜炎、平足症、足部畸形、足底软组织萎缩等，而长时间穿高跟鞋、长距离行走、突然大量增加运动量、过重的体重等也同样会导致足底疼痛。

专家说

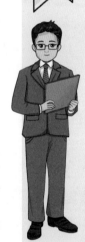

什么是足底筋膜炎

足底筋膜炎是持续性微小撕裂和慢性损伤累积引起的退行性改变，并非炎症过程，是导致足底疼痛常见原因之一。其病理机制尚不明确，患者数量多、年龄分布广，临床治疗手段较多，但易反复发作及误诊、漏诊。

足底筋膜炎的临床表现有哪些

足底筋膜炎的典型症状是足底靠近足跟处刺痛，常在晨起后行走的前几步疼痛最明显，也可能由长时间站立或由坐起到站立触发。虽然足底筋膜炎的发展可能没有明显的原因，但一些因素会增加患病风险，诸如年龄（40~60岁）、肥胖、进行某些运动（长跑、芭蕾舞）、久站的职业（工厂的工人、教师等）。

得了足底筋膜炎，有什么治疗方法

足底筋膜炎患者，开始可以采用保守治疗，包括药物治疗（如非甾体抗炎药）、佩戴足部矫形器、运动疗法（如牵伸治疗等）、物理治疗（如冲击波治疗）等。如保守治疗6个月仍无效者，可能需要外科手术干预，以开放、经皮或关节镜下足底筋膜切除与腓肠肌松解术为主要术式。

足底筋膜炎的预后怎么样

足底筋膜炎是一种自限性疾病，总体预后良好，约90%的患者通常在9个月内经保守治疗后症状缓解，其余10%的患者可从手术中获益。

（刘元标　李旻瑶）

7. 为什么足底疼痛还需要锻炼

足底疼痛很重要的原因之一是生物力学异常，其主流观点认为，足底筋膜炎是由机械性负荷过重和足底筋膜高张力刺激导致的。生物力学异常是在静态站姿和活动状态下导致足底筋膜过度张力的原因。

关键词

足底筋膜 牵伸训练

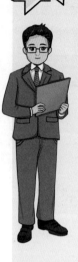

专家说

有什么适合的锻炼方式

　　许多足底筋膜炎患者会合并腓肠肌紧张及足内翻，因此，牵伸训练在治疗中具有重要作用，包括腓肠肌、跟腱及足底筋膜本身。其中，单纯跟腱牵伸作为足底筋膜炎治疗的首选方法已使用多年且疗效确切。但有文献指出，足底筋膜的牵伸两倍于跟腱牵伸产生的张力，因此，效果更佳。除了传统的牵伸训练，还有一些特殊的牵伸训练，如保持踝关节与足趾背屈，并牵拉按摩足底筋膜；或者高负荷强化牵伸，如利用毛巾使足趾背屈达到最大限度。这些相较传统单一牵伸肌肉、肌腱的方法，可能有助于更快减轻疼痛和改善症状。超声波、体外冲击波等物理因子治疗和关节松动术等物理疗法对牵伸有辅助治疗作用。牵伸方案的类型，如家庭牵伸、夹板或物理疗法可根据严重程度或患者的喜好而定。

什么群体足底疼痛需要锻炼

　　高足弓和膝内翻的运动员与跑步者，久坐且体重指数较高的人，常会因生物力学改变而出现足底疼痛，这类人群需要通过锻炼的方式缓解症状。

（刘元标　李旻瑶）

8. 为什么会出现
足跟疼痛

足跟疼痛是指出现在足跟底部或后部的疼痛。一般来说，足跟疼痛往往是局部损伤的表现，很少是严重疾病的症状。但它会妨碍人体的一些活动，比如步行、跳跃等。

专家说

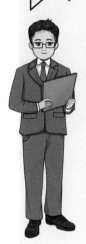

足跟疼痛的常见病因有哪些

足跟疼痛的原因包括跟腱炎、跟腱断裂、强直性脊柱炎、跟骨肿瘤、跟骨周围滑囊炎、Haglund 畸形、跟骨骨刺、骨髓炎、佩吉特骨病、周围神经病变、足底筋膜炎、足底疣、银屑病关节炎、反应性关节炎、跟骨后滑囊炎、类风湿关节炎、结节病、应力性骨折、踝管综合征等。其中，最常见的病因是足底筋膜炎和跟腱炎，前者影响足跟底部，后者影响足跟后部。

什么时候需要去看医生

需要立即去看医生的情况包括：①受伤后足跟剧烈疼痛；②足跟附近剧烈疼痛和肿胀；③不能将足向下弯曲，不能用足趾站立，不能像往常一样走路；④足跟疼痛伴有发热，足跟麻木或刺痛。

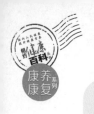

需要尽快去看医生的情况包括：①即使不走路或站立，足跟也会痛；②足跟疼痛持续数周以上，即使你已经尝试了休息、冰敷和其他家庭治疗方法。

足跟疼痛的自我保健方法

足跟疼痛通常会在自我家庭保健作用下自行消失。对于不太严重的足跟疼痛，可以尝试以下方法。

1. **休息**　尽可能不要做任何对足跟施加负荷的事情，比如跑步、长时间站立或在坚硬的地面上行走等。

2. **冰敷**　将冰袋或装有冰水混合物的袋子放在足跟上，也可以将足跟直接泡在冰水混合物中，每天 2~3 次，每次 15~20 分钟。

3. **穿合脚的鞋**　确保鞋子合脚，并能给予足够的支撑，尤其是运动员或喜欢跑步的人，更要注意选择适合的鞋子，并定期更换老旧磨损的鞋子。

4. **矫形足跟垫**　必要时，使用矫形足跟垫或穿坡跟鞋可以缓解足跟疼痛。

5. **止痛药物**　部分非处方药可以帮助缓解疼痛，主要是非甾体抗炎药，如对乙酰氨基酚或布洛芬等。

（孟殿怀　杨柳新）

9. 为什么**跟腱断裂**要**做手术**

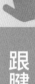

关键词

跟腱断裂 症状 手术 微创

跟腱是一根坚固的纤维索，连接小腿后部的肌肉和跟骨。如果过度拉伸跟腱，它会完全撕裂或部分撕裂。如果跟腱断裂，你可能会听到"砰"的一声，紧接着会感到足踝和小腿后部剧烈疼痛，这可能会影响你正常行走的能力。跟腱断裂多见于平素喜欢体育运动的人，但也可能发生在任何人身上。

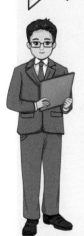

跟腱断裂的常见表现有哪些

虽然跟腱断裂有可能没有任何体征或症状，但大多数人都有如下症状：①断裂时有小腿肚被踢的感觉；②断裂时多伴有轻重不一的断裂声或噼啪声；③疼痛可能很严重，导致足跟附近肿胀；④走路时无法将足向下弯曲或走路时仅能向前"推进"受伤的腿；⑤受伤的腿不能踮足趾站立。因此，如果你在运动过程中听到足跟有异响，尤其是后续无法正常行走，或伴有以上症状，则需要立即就医。

为什么跟腱断了要做手术

一般认为，损伤4周以内的为急性跟腱断裂；如果没有得到及时治疗或处理，损伤满4周或以上的则为慢性跟腱断裂，即陈旧性跟腱断裂。

1. 急性跟腱断裂 治疗方法主要包括保守治疗、开放手术、经皮手术及微创/有限切开手术等。近年来对跟腱断裂的认识不断进步，手术技术也不断提高，然而对最佳治疗方法仍存在很大争议；2022年《中华骨与关节外科杂志》第5期发布的"跟腱断裂临床循证诊疗指南"建议，手术治疗可显著降低跟腱再断裂率，但伴有较高的伤口并发症，而微创手术可在确保疗效的前提下显著降低伤口并发症，并提高术后优良率。

2. 慢性跟腱断裂 保守治疗疗效极为有限，大多数患者需要进行手术治疗。由于损伤当时没有得到妥善处置，时间长了，肌肉牵拉、挛缩，跟腱断裂的两端往往存在较大的缺损，需要根据缺损的大小，选择合适的手术方式。手术治疗的目的在于填以充足而健康的腱性组织，恢复小腿三头肌适合的长度和张力。

（孟殿怀　杨柳新）

10. 跟腱断裂术后
如何康复

跟腱断裂术后康复过程必须遵循跟腱愈合的病理生理机制，既要防止对未愈合的组织过度施加负荷，又要预防制动、废用对已愈合组织的负面影响。这一过程一般需要患者接受专业的康复治疗师指导，并且根据自身具体情况进行循序渐进的康复训练，万万不能操之过急。

专家说

跟腱断裂术后早期功能康复训练是否安全

　　跟腱断裂术后规范的早期功能康复训练是安全的，不会增加再断裂及跟腱延长的风险。跟腱断裂术后支具保护下早期跖屈位负重结合踝关节屈伸活动利于跟腱愈合，并可降低术后并发症，提高患者满意度。

如何进行跟腱断裂术后功能康复训练

　　1. 术后 4 周内，患者可开始保持跖屈位（建议 15°以上）的踝关节主动屈伸训练，并且根据耐受程度决定负重量，允许踝关节跖屈位支具保护下完全负重行走。

　　2. 术后 4~6 周，患者可在支具保护下逐步增加踝关节活动范围至中立位，并且根据耐受程度决定负重量，在此期间可开展理疗。

　　3. 术后 6~12 周，患者可穿跟腱靴进行踝关节中立位或轻度跖屈位的完全负重行走锻炼。

　　4. 术后 13~16 周，加强功能训练强度、恢复正常步态，进行踝关节活动范围训练，进行跟腱拉伸、提踵训练，但要注意该时期内跟腱再断裂风险仍较高，应避免进行剧烈的体育运动。

　　5. 术后 16 周开始疼痛指导性功能训练，即在不引起疼痛不适的情况下进一步加强功能训练。

关键词

跟腱断裂　术后康复　并发症　废用　功能训练

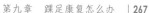

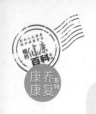

6. 术后 24 周，如无不适，可逐步恢复到伤前体育运动水平。需要注意的是，术后具体方案切忌生搬硬套，要根据每位患者的具体情况，咨询相应的专业人员，寻求科学的指导。同时要明白，无论采取何种治疗方案，跟腱断裂后一般均无法恢复至伤前的功能状态。

跟腱断裂术后并发症有哪些

无论是保守治疗还是手术治疗，跟腱断裂都有其固有的并发症发生率。轻微并发症主要包括皮肤粘连、浅表感染、跟腱延长、跟腱挛缩、疼痛及腓肠神经激惹等，较容易处理；严重并发症包括再断裂、深部感染、肌腱粘连及下肢深静脉血栓等，难于处理且可能导致严重不良后果。相对风险分析表明，早期制动的保守治疗导致严重并发症的风险最高；而微创手术治疗合并快速功能康复训练的严重并发症发生率最低。

（孟殿怀　杨柳新）

11. 为什么会得**扁平足**

扁平足，又称平底足，是一种足弓塌陷并完全或接近完全接触地面的畸形。这种情况可能是先天性的或获得性的（最常见的是高龄或受伤后的结果）。

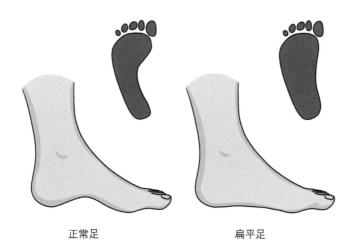

正常足   扁平足

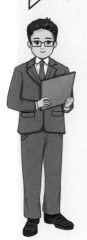

专家说　**为什么会得扁平足**

　　解剖学因素包括：①骨性结构因素，跟骨、距骨、舟骨、3块楔骨和3个跖骨构成了内侧纵弓，起静态维持作用，并提供了足弓的稳定性；距骨、舟骨、楔骨等之间相互位置的畸形变化可能形成扁平足，舟骨塌陷、跟骨外翻是判断足内侧纵弓缺陷的重要指征。②软组织因素，胫骨后肌肌腱、跖筋膜和周围韧带也对足弓起重要的支撑作用；胫骨后肌是足的内翻肌，为足内侧纵弓提供动态支撑，其肌力不足会导致内侧纵弓消失，是扁平足发生的主要原因之一。③其他周围软组织，维持足纵弓稳定性最重要的软组织是跖筋膜，其次是跖韧带，以及弹簧韧带等。

　　除了上述影响因素外，造成扁平足的因素还包括：①遗传因素。②运动或意外导致的相关韧带断裂。③疾病、废用等造成足部肌肉萎缩，尤其是胫骨后肌。

扁平足　平底足　足弓塌陷

④肥胖、长期负重工作等导致的身体过重负荷使得足弓长期受压。⑤长期穿不合适的鞋靴。

成人获得性扁平足的常见病因是胫后肌肌腱功能废用，多数是因为退行性肌腱断裂或急性创伤性肌腱断裂所致。

扁平足的危害有哪些

扁平足常见的危害有：①改变人的行走姿势，如前足外展或后足内翻，鞋跟外侧与鞋底内侧容易磨损，足跟也易受伤。②长期站立、行走或跑跳时，由于没有良好的静态与动态支撑，且足弓缓冲功能消失，上部身体器官或结构无法免于震荡，容易出现疲劳和疼痛。③对于轻度扁平足的忽视会导致病情加重。④重度扁平足会引发其他并发症，如足底筋膜炎、跟腱炎、膝外翻、脊柱侧弯等。

（孟殿怀　黎　璇）

12. 为什么会得**跨外翻**

跨外翻是指跨趾在第一跖趾关节处向外偏斜超过正常生理范围的一种前足畸形，俗称为"大脚骨"，是一种复杂的解剖畸形。跨外翻是前足常见的病变之一，近年来发病人数也逐渐增多。

专家说

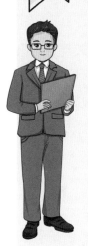

为什么会得蹈外翻

造成蹈外翻的原因不止一个。一般认为是家族史、骨骼结构异常、运动增加和鞋子选择等多种因素共同作用的结果。当常年对蹈趾关节施加额外的压力时，这种压力会把蹈趾关节从自然的方向推到其他足趾区。对蹈趾关节造成额外压力的常见原因包括：①长期穿窄或尖头的鞋子挤压足趾，尤其是尖头高跟鞋；②步行方式或步态异常（尤其是足部力学结构异常）；③患有诱发关节炎症的其他疾病，如风湿性关节炎或红斑狼疮等；④长时间站立或用脚工作。

蹈外翻的高危人群有哪些

任何人都可能患蹈外翻，但某些人群更容易患蹈外翻，主要包括：①女性人群。②亲生父母有蹈外翻或足部机械力学结构有问题的人；超过 70% 的患者的亲生父母患有蹈外翻。③有足部损伤史的人（包括运动员或进行高强度体育锻炼的人群）。

（孟殿怀　黎　璇）

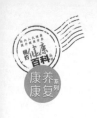

13. 踝关节骨折了怎么办

关键词

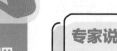

踝关节 骨折 急救

踝关节骨折是踝关节疼痛常见的原因之一。当组成踝关节的一块或多块骨头断裂时，就发生了踝关节骨折。踝关节骨折可以涉及一块或多块骨头，往往骨折的骨头数量越多，伤势就越严重，如双踝、三踝骨折等。

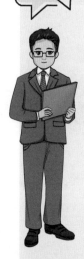

专家说

如何判断是否是踝关节骨折

单纯根据踝关节周围的疼痛判断是扭伤还是骨折并不容易。即便你知道踝关节发生了骨折，但仍然无法判断是否为多发骨折，这需要专业的医务人员进行检查和判断。踝关节骨折时可能出现的症状包括：①踝关节突然出现剧烈疼痛；②踝关节明显肿胀；③踝关节僵硬；④局部皮肤出现淤血或水泡；⑤踝关节压痛明显；⑥踝关节畸形；⑦无法行走或负重时疼痛。

踝关节骨折了怎么办

骨折是严重的临床问题，需要进行紧急的医疗处理，并在后续的一段时间内持续治疗，切忌随意处理或放任不管。如果已经因骨折住院并接受治疗，那听从专业医务人员的指导即可。如果在受伤现场或怀疑自己踝关节骨折了，对于没有急救经验的救助者来说，要遵循骨折现场急救的"三不"黄金法则：①不复位，因为盲目复位极易造成二次损伤，或者污染的骨折端回缩造成深部感染；②不盲目上药，盲目上药会给医院的清创处理增加难度；③不冲洗，因为冲洗易将污染物带入身体深部甚至骨髓，造成伤口感染，引发骨髓炎。在没有专业人员救助的情况下，建议拨打 120 寻求帮助，并安静等待即可。

（孟殿怀　黎　璇）

14. 踝关节骨折术后
该怎么做

　　踝关节骨折通常由外力撞击或扭伤等原因导致。根据骨折的类型和位置，治疗方法包括保守治疗和手术治疗。保守治疗通常适用于没有移位的骨折或轻度移位的骨折。医生可能会使用石膏或支具来固定受伤部位，以促进骨折愈合。同时，患者需要进行适当的康复训练，以避免肌肉萎缩和关节僵硬。手术治疗通常适用于移位较大的骨折或涉及关节面的骨折。术后患者需要进行规范的康复训练，以恢复踝关节功能。

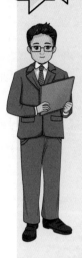

踝关节骨折术后该怎么做

1. 在术后康复训练期间，医生会根据具体情况制订个性化的康复计划，患者需要遵循医生的建议，按照计划进行训练。

2. 术后在康复治疗师的指导下可以适当进行关节活动度练习、肌肉力量练习、平衡和稳定性练习、步态练习、足趾功能训练等。训练过程中需要注意安全，避免过度活动或剧烈运动导致再次受伤。

3. 注意营养摄入，保持合理的饮食营养，摄入高蛋白、高维生素、高矿物质的食物。

4. 术后需要定期复查，了解骨折愈合情况和调整康复训练计划。如果出现疼痛、肿胀等症状加重的情况，应及时就医。

多久可以恢复到能下地行走

一般来说，术后 6~8 周，骨折端的骨痂会逐渐成熟并稳定，此时可以在医生的指导下逐渐拄拐下地进行轻度的负重活动。如果患者的年龄较小或体质较好，恢复速度可能会更快些，可能在 4~6 周时就可以在医生的许可下进行适当的下地活动。相反，如果患者年龄较大或有骨质疏松症等慢性疾病，恢复时间可能会更长，可能需要 8 周甚至更长的时间才能下地行走。

（寒　睿　王剑雄）

15. 为什么做完**踝关节手术后蹲不下去**了

　　踝关节损伤是一种常见的运动损伤，通常由于过度使用、扭伤或外力撞击等原因导致。损伤可能涉及韧带、肌腱、骨骼或其他软组织，严重程度从轻微拉伤到完全撕裂不等。踝关节损伤的症状包括疼痛、肿胀、淤血、活动受限等。治疗方法取决于损伤的严重程度和类型。轻微损伤者可能只需要休息、冷敷、压迫和抬高（RICE 原则）等非手术治疗。严重损伤者可能需要手术修复。在康复期间，患者需要遵循医生的建议进行康复训练，以恢复踝关节的功能和力量。康复训练可能包括关节活动度练习、肌肉力量练习、平衡和稳定性练习等。同时，患者还需要注意保护受伤部位，避免再次受伤。

专家说

手术后多久能下蹲

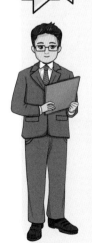

　　术后第 1 周，患者通常需要卧床休息，尽量避免活动，以免刺激手术部位。术后第 2 周，可以逐渐进行下床走动，轻轻活动下肢，以促进血液循环，预防肌肉萎缩及下肢静脉血栓形成。在术后的 2~3 周，患者可以尝试进行蹲便，但需要注意不要用力过度，同时避免长时间蹲坐，以免对手术部位造成损伤。在进行任何活动之前，患者应该咨询医生及康复治疗师，遵循专业的康复指导。

踝关节手术后的康复训练需要注意什么

1. **遵循医生的建议**　在进行任何康复训练之前，一定要咨询医生，确保训练方式和强度符合个人的恢复情况。

2. **适度训练**　训练强度应逐渐增加，避免过度用力或过度疲劳。

3. **保持正确的姿势**　可以避免不必要的伤害和提高训练效果。

4. **注意安全**　在进行康复训练时，需要注意安全，避免摔倒或受伤。

5. **合理安排时间**　康复训练需要持之以恒，但也要合理安排时间，避免影响日常生活和休息。

6. **及时调整计划**　如果在训练过程中出现不适或疼痛，需要及时停止并调整训练计划，必要时咨询医生及康复治疗师的意见。

（寒　睿　王剑雄）

16. 为什么做完
踝关节手术后还是疼痛

踝关节手术后疼痛是一种常见的症状，主要是因手术对组织造成损伤，导致周围组织的神经末梢受到刺激，从而引发疼痛。手术后的疼痛程度和持续时间因手术类型、手术部位、个体差异以及手术过程中的操作技术等多种因素而异。手术后疼痛的类型主要包括急性疼痛、术后肌肉痛和慢性疼痛。急性疼痛是最常见的类型，通常在术后24~48小时出现，主要由手术导致的组织创伤和炎症反应引起。术后肌肉痛是由长时间的手术操作或不正确的体位引起的肌肉疲劳和酸痛。慢性疼痛则是指手术后超过3个月持续存在的疼痛，其主要原因是手术导致的神经损伤或病理变化。

专家说

踝关节手术后需要使用镇痛药吗

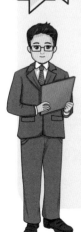

踝关节手术后是否需要使用镇痛药，取决于患者的具体情况。如果术后疼痛不是很严重，且患者可以忍受，通常无须使用镇痛药。然而，如果疼痛严重到患者难以忍受，可以在医生的指导下使用适当的镇痛药。镇痛药的使用应当遵循医生的建议，不要自行调整用药方式或剂量，以免产生药物不良反应，从而影响伤口愈合。

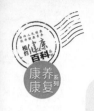

哪些措施可以缓解术后疼痛

　　1. 药物治疗是常用的方法之一，但可能会带来一些副作用，因此需要在医生的指导下使用。

　　2. 物理治疗和康复训练也是缓解术后疼痛的重要手段。但需要注意的是，物理治疗和康复训练需要在康复治疗师的指导下进行，以确保安全和有效。

　　3. 心理干预也是缓解术后疼痛的重要方法，可以帮助患者调整心态，减轻疼痛。

（寒　睿　王剑雄）

17. 为什么踝关节手术后肌肉萎缩得很厉害

　　肌肉萎缩是指肌肉纤维变小、变细，甚至消失，从而导致肌肉体积缩小。踝关节术后肌肉萎缩主要见于长期卧床、严重缺乏运动者。治疗方法包括适合的体育锻炼、营养补充和药物治疗等，具体方案应根据患者的具体情况制订。踝关节术后患者应在康复医师、治疗师的指导下积极采取措施预防和治疗肌肉萎缩，恢复肌肉功能和提高生活质量。

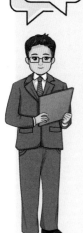

为何踝关节手术后肌肉萎缩得厉害

1. 制动和固定 制动会导致肌肉缺乏活动，从而引起失用性肌萎缩。

2. 疼痛和活动受限 患者可能会因为疼痛和活动受限而减少活动。

3. 营养不足 营养摄入不足，特别是蛋白质和维生素的摄入不足，会导致肌肉萎缩。

4. 神经损伤 踝关节手术可能会损伤周围的神经，导致神经信号传递受阻，从而影响肌肉的收缩和舒张，使肌肉萎缩。

如何预防和治疗踝关术后肌肉萎缩

1. 早期活动 在医生允许的情况下，在康复治疗师的指导下尽早进行活动。刚开始可以在床上进行踝关节的主动和被动屈伸练习，随后逐渐增加活动范围和强度。

2. 物理治疗 可以通过按摩、针灸、热敷等物理治疗方法，促进肌肉的血液循环，改善肌肉萎缩。

3. 营养补充 保证充足的营养摄入，特别是蛋白质、维生素和矿物质等营养素。

4. 神经康复 如果肌肉萎缩是由神经损伤引起的，需要进行神经康复训练，以促进神经肌肉的恢复。

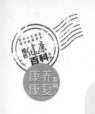

5. **康复训练** 根据医生的建议，进行有针对性的康复训练，可以增强肌肉力量，提高关节灵活性和稳定性，预防肌肉萎缩。

总之，预防踝关节术后肌肉萎缩需要从多方面入手，同时，对于已经出现肌肉萎缩的患者，也应该积极治疗，促进肌肉恢复和功能改善。

如何锻炼踝关节

以下需要在康复治疗师的指导下进行：①牵拉训练；②抗阻运动；③内翻训练；④外翻训练；⑤提踵训练。此外，还可以选择站姿或坐姿进行阻力练习，如用阻力绳进行足踝内翻、外翻、背屈等动作，以增强踝关节的灵活性和力量。

（蹇　睿　王剑雄）

18. 为什么**踝关节手术后**很长时间**走不了路**

踝关节损伤是一种常见的运动损伤，损伤会导致足部突然内翻或外翻，从而造成韧带撕裂甚至骨折。踝关节损伤的临床表现主要包括疼痛、皮下淤血、肿胀、压痛、活动受限，甚至伴有畸形。反复多次损伤的患者可能会表现为慢性损伤或关节内广泛的疼痛、压痛、肿胀，穿高跟鞋或在不平整的道路上行走时，有不安全感和腿打软的表现。

为何踝关节手术后长时间无法走路

1. 骨折没有愈合。

2. 局部感染。

3. 术后锻炼不当。

4. 踝关节粘连。

踝关节手术后一般需要多久才能恢复行走功能呢

踝关节手术后恢复行走功能的时间因个体差异、手术类型和术后康复情况而异。

一般情况下，踝关节手术后可能需要 3 个月到半年的时间才能正常走路。具体时间取决于手术类型，比如踝关节镜手术、踝关节融合术和人工关节置换术等。对于踝关节镜手术，由于创伤较小，术后大约 1 个月就能正常行走。行踝关节融合术后大约 3 个月能正常走路。而行人工关节置换术后大约需要半年才能正常走路。

我该如何保护我的踝关节呢

1. 注意走路和劳作的姿势，避免过度扭曲或过度用力。

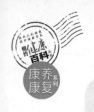

2. 穿着有良好支撑和稳定性能的鞋子。

3. 加强踝关节周围肌肉的训练，以提高踝关节的稳定性和保护能力。

4. 在参加体育活动或进行高强度运动之前，进行适当的热身和拉伸运动，可以使用护踝器具来提供额外的支撑和保护。

5. 保持适当的体重。

6. 定期进行体检。

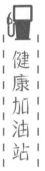

健康加油站

踝关节受伤可以自愈吗

对于轻微的踝关节扭伤或拉伤，通常可以通过休息、冷敷、热敷和抬高患肢等自我护理方法来缓解疼痛和肿胀，有可能在几周或几个月内自愈。对于严重的踝关节损伤，如骨折、韧带撕裂或关节脱位等，自愈的可能性较小。这些损伤通常需要进行医疗干预，如手术修复、物理治疗或康复训练等。积极配合医生的治疗和康复训练，有助于加速康复过程并减少并发症。

（蹇　睿　王剑雄）

19. 腓总神经损伤
怎么办

腓总神经损伤的症状主要包括足下垂、内翻，小腿前外侧及足背区域感觉丧失。具体表现为行走时足不能抬起，走路时脚尖无法正常抬起，呈现"跨阈步态"，小腿前外侧和足背部位的皮肤感觉会减退或消失。如果损伤情况严重，患者会有剧烈的疼痛感，患者的小腿外侧肌肉有萎缩现象，行走时会出现一瘸一拐的现象。

腓总神经损伤康复治疗措施

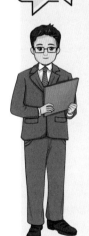

腓总神经损伤的康复治疗措施主要包括肌肉训练、关节活动度训练、步态训练、物理治疗以及药物治疗等。

长时间跷二郎腿、蹲坐会造成腓总神经损伤吗

长时间跷二郎腿和蹲坐都有可能导致腓总神经损伤。这些姿势会使下肢的神经受到长时间的压迫，从而增加损伤风险。定期改变姿势、进行适当的肌肉锻炼和保持良好的生活习惯，都有助于降低腓总神经损伤的风险。

腓总神经损伤　跨阈步态

腓总神经损伤的预后如何

腓总神经损伤的预后与损伤程度、类型以及治疗方式有关。一般来说，如果腓总神经损伤较轻，通过积极的治疗和康复训练，大部分患者可以在数月内恢复，恢复概率较高。如果腓总神经损伤严重，如神经断裂或伴随其他并发症，恢复起来会更困难。在这种情况下，可能需要进行手术治疗，如神经探查松解术或神经吻合术。手术后仍需要进行长期的康复训练和护理。预后可能会受到一定的影响，但具体的恢复程度因个体差异而定。

腓总神经损伤的预后因多种因素而异。重要的是要尽早进行诊断和治疗，采取合适的治疗方法，积极进行康复训练，以促进神经功能恢复。

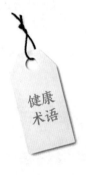

跨阈步态是一种特定的行走方式，通常是由腓总神经麻痹或小腿伸肌群瘫痪导致的。这种步态的特点是在行走时，患者的一侧足尖在离地前，会先将膝关节和髋关节屈曲，使腿抬高，才能拖足跨步，形如跨越门槛。这种步态的出现，主要是因为足下垂，导致足尖向下。为了保持平衡，患者需要在行走时做出特殊的姿势调整。

（蹇　睿　王剑雄）

20. **胫神经损伤**怎么办

胫神经由腰 4~骶 3 神经组成，支配小腿三头肌、腘肌、跖肌、趾长屈肌、胫骨后肌、拇长屈肌和足底所有的短肌。胫神经损伤的常见原因是外伤，胫神经损伤后的临床表现为小腿后侧屈肌群以及足底内收肌麻痹，足和足趾不能跖屈，足内翻力弱，出现仰趾外翻畸形，不能以足尖站立，形成了钩状足畸形，行走时足跟离地困难，不能够快走。同时患者出现小腿后侧、足背外侧、足跟外侧以及足底感觉障碍。外科手术及药物治疗的同时，康复治疗早期介入可改善、减少损伤后功能障碍。

胫神经损伤需要进行哪些治疗

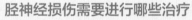

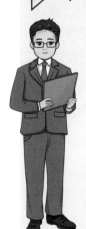

1. 药物治疗　在损伤初期，可以使用药物来减轻疼痛和炎症。神经营养药可以促进神经恢复。

2. 物理治疗　物理治疗师可以通过一系列的训练和治疗方法来帮助恢复神经功能。

3. 运动疗法　训练可能包括行走、平衡、协调等方面的练习，以帮助恢复肌肉力量和灵活性。

4. 手术　在某些情况下，如果神经损伤严重或无法通过其他方法恢复，可能需要进行手术治疗。

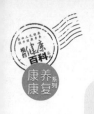

一般需要多长时间才能康复

胫神经损伤的康复时间因个体差异、损伤严重程度和治疗方式的不同而不同。一般来说，轻度胫神经损伤恢复可能需要 1~2 个月的时间，而重度损伤恢复可能需要 3~6 个月甚至更长时间。

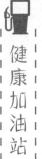

健康加油站

神经损伤需要看康复医学科吗

对于神经损伤，康复医学科的治疗是非常重要的一部分。康复医学科专注于帮助患者恢复运动功能、减轻疼痛和提高生活质量。在神经损伤的情况下，康复医学科医生会评估患者的损伤程度、功能受限情况以及康复潜力，并制订个性化的康复计划。康复计划包括物理治疗、作业疗法等，具体取决于患者的需求和损伤类型。这些治疗方法可以帮助患者恢复肌肉力量以及肢体的灵活性、平衡和协调能力，还有日常生活所需的技能。因此，神经损伤患者需要看康复医学科。通过康复医学科的专业治疗和指导，患者可以更好地应对神经损伤带来的挑战，并逐步恢复运动功能和生活自理能力。

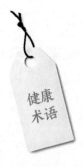

健康术语

拖鞋式麻痹区：感觉丧失区为小腿后外侧、足外侧缘。足跟及足趾的底部和背侧。

（寒　睿　王剑雄）

第十章

中医骨伤康复怎么办

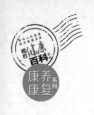

1. 中医骨伤康复

是什么

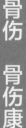
要问中医骨伤康复是什么？首先让我们了解何为中医骨伤

中医骨伤是研究筋骨系统生理、病理及其损伤防治的一门学科。其研究范围涉及骨折、脱位（又称脱臼）、筋伤（骨关节周围的皮下组织、肌肉、肌腱、筋膜、关节囊、滑膜囊、韧带、腱鞘、血管、周围神经、椎间盘纤维环、关节软骨等组织损伤）、骨与软骨疾病、损伤内证（人体遭受外力作用所致的气血、经络、脏腑损伤的统称）等五大类病症。

中医骨伤病因不外乎外伤或劳损，常引起人体器质性损伤或非器质性功能障碍。医生在诊疗疾病时首先依据现代组织病理、解剖生理、生物力学分析，对异常结构和关系进行调整；其次依托中医学理论，在辨证观和整体观的指导下，调节人体脏腑、经络、气血、阴阳。骨伤病症会引起肢体功能障碍，表现为疼痛、肿胀、活动不利、畸形。中医治疗方法主要为药物、手法、针灸、功能训练、手术等技术手段。

中医骨伤康复是一种新概念吗

"中医骨伤康复"思想由来已久，早在远古时期因生活环境恶劣，人们常患筋骨痹痛，在伤处用手抚摸、按压中产生了推拿按摩、理筋整复康复手法；在砭石按压痛处缓解疼痛中形成了针刺的雏形；在烘烤取暖中形成了高温祛除病痛的疗法。后在不同时代背景下的社会、政治、经济、科技、文化等影响下，一步步形成了如今具有浓厚中医特色的中医骨伤科康复理论技术体系。现在中医骨伤康复治疗中针灸、推拿、中药、太极拳、五禽戏、八段锦、食疗等治疗方法被广泛应用。

通过对"中医骨伤"的认识，可以知晓，中医骨伤康复是针对骨伤疾病患者的康复医疗活动。中医骨伤康复应用中医特色诊疗方式帮助病、伤、残者减轻或消除功能障碍，提高患者的生活自理能力，改善生存质量，促进患者重返社会。

（赵学田）

2. 中医骨伤康复科 能看什么病

在诸多康复方式中，中医骨伤康复是一门针对脊柱、四肢骨关节及其周围筋肉损伤与疾病的学科。本文将让您了解什么疾病可以运用中医骨伤康复方法治疗，并向您介绍一些常见的中医骨伤康复特色治疗方法。

专家说

什么疾病可以看中医骨伤康复科

中医骨伤康复科所能治疗的疾病主要包括骨折、脱位、筋伤、内伤、骨病五个部分，不仅仅是"骨头

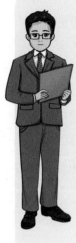

受伤了"才到中医骨伤康复医学科，常见的颈、肩、腰、腿痛疾患以及各类关节扭伤、挫伤及软组织损伤也可以看中医骨伤康复医学科。

中医骨伤康复特色治疗方法

针对这些疾病，中医骨伤康复也有多种特色治疗方法，诸如中医传统正骨手法、理筋手法、整脊手法、骨盆整复手法、推拿法等；中医外治法有针灸、烫熨、牵引调曲、小针刀等，都有着自己独特的优势。

中医骨伤康复科怎么看病

以颈椎、腰椎疾病为例，随着手机、电脑等电子产品的普及，加上人们长时间伏案工作，导致颈椎病、腰椎病发病率高，而且患病年龄越来越小。在治疗过程中，人们不仅希望能立即缓解症状，也期待今后能减少复发。针对以上特点，中医骨伤康复科采用"内外通调"的治疗方案：首先选用中医正骨、整脊手法、牵引调曲，针对性纠正患者错位的脊椎，放松肌肉，舒筋活络，快速缓解疼痛，恢复正常的力学结构关系，系统改善神经功能；再配合针灸、中药外治、中药内服等多种治疗方法，达到疏通经络、调畅气血、固本培元的作用；后期指导患者进行功能训练（如八段锦、导引操等）以防止复发。通过这样的综合治疗，能有效弥补单纯依赖药物、只针对局部治疗的不足。

（陈　昕）

3. 为什么**骨关节术后**可以**针灸**

骨关节手术包括脊柱及四肢关节等不同类型的手术，术后常并发关节疼痛、肿胀、僵硬、活动受限，进而引起肌肉萎缩、肌力减退、感觉麻木等一系列功能障碍，所以骨关节术后最重要的是恢复关节的功能活动，提高生活质量。在治疗方法上，除康复治疗外，还可以选择传统的针灸治疗。

针灸治疗主要分为针刺疗法与灸法。针刺疗法通常指在手术部位附近相应的穴位上给予针刺，以刺激局部穴位或痛点，达到疏经通络、止痛、通利关节的目的。灸法是利用易燃材料或药物，如艾绒，点燃后在穴位上或患处施灸的方法，从而促进局部血液循环，加快肿胀消退。针灸治疗可以进一步防止出现关节粘连、僵硬等情况，减轻肌肉萎缩，促进骨关节功能恢复，所以骨关节术后可以行针灸治疗。

专家说

骨关节术后多久可以针灸

骨关节术后进行针灸治疗的时间需要根据术后局部软组织恢复的情况而定，若伤口情况良好且无其他并发症，术后 24 小时即可进行针灸治疗；若局部软组织存在伤口渗血、积液、炎症、感染等针灸禁忌证，则需由医生评估伤口情况，结合术后并发症的类型和程度选择合适的针灸介入时机。

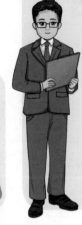

骨关节术后的针灸治疗与康复训练有何不同

康复训练强调患者应主动配合训练，需要患者具有极强的耐心和意志力；而针灸治疗主要由医师进行操作，患者只需要配合摆好体位和放松心情。两者均是为了促进骨关节组织修复和周边各肌群协调工作，从而使骨关节重获功能。因此，将针灸治疗与康复训练搭配进行具有更好的效果。

（赵学田）

4. 为什么**骨折术后**可以做**八段锦**

骨折术后的中医康复原则是循序渐进、动静结合、主动和被动相结合，以主动活动为主、被动活动为辅，这就意味着需要患者主动配合。主动活动如患者可以做八段锦，结合被动活动如寻找专业的医生行推拿治疗，尽快帮助患者重获骨关节功能，重返日常生活。

八段锦是什么

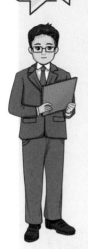

八段锦是由八个不同的动作组成的，"锦"字是由"金""帛"组成，表示精美绚丽，凸显了八段锦功法的珍贵。此外，"锦"字还可以理解为是单个导引式的荟萃。八段锦目前有坐式八段锦和立式八段锦，坐式八段锦的运动量相对较小，适合骨折术后不便站立的患者，而立式八段锦运动量相对较大，适合人群多，也较常见。

八段锦难不难？作用是什么

八段锦作为传统养生功法，有良好的群众基础，动作简单，节奏简明，动静结合，且不受场地限制，更易于被大众特别是老年人群接受并坚持。八段锦的动作包括腰背旋转、身体俯仰、四肢屈伸，可活动各处关节，属于长时间低强度的有氧运动，具有舒筋活络、放松关节、祛瘀消痹、强身健体的功效。八段锦是一种联动全身的活动，可牵拉粘连的软组织，活动四肢，锻炼全身骨骼，且八段锦"神与形合，气寓其中"的中医特点可有效缓解患者骨折术后的不适，改善患者的心理状态，使患者能够身心愉悦，克服手术带来的焦虑不安及恐惧等心理，提高患者骨折术后锻炼配合度。八段锦使患者的配合度更好，运动效果更好，增加了患者的活动时间，故而压疮发生的情况更少。

骨折术后什么时候可以做八段锦

一般来说，骨折术后 2 周内可以在床上做坐式八段锦，术后 3 个月可以下地做立式八段锦。很多患者会因为骨折术后疼

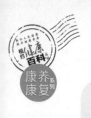

关键词

痛而不敢锻炼，从而导致关节活动障碍，并且部分患者由于术后早期的恐惧心理以及缺少科学的指导，最终导致骨折处周围的肌肉出现不同程度的萎缩，所以建议每日制订锻炼计划，做到早、中、晚至少锻炼 3 次。至于八段锦中的哪个动作最适合你，还是需要专业医师评估后，为每个人选择最适合锻炼的动作。

（赵学田）

5. 为什么**关节松动术前**可以进行**中药熏洗**

中医治病常用的是中药和针灸，中药不仅可以内服还可以外用，而熏洗就是外用的一种。目的是让患者更便捷、更轻松地解决生活中遇到的健康问题。中药熏洗作为中医骨伤康复的方法之一，可与关节松动术相互配合，以带来更满意的疗效。

 关节活动不开了？关节松动术来帮助

关节松动术在临床中常用来治疗不同关节的肌肉骨骼功能障碍性疾病，当您出现关节疼痛（如肩周炎、踝关节不稳、膝骨关节炎）或者是肢体伸展不开（如

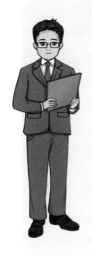

颞颌关节、髋关节、颈椎、腰椎活动受限）等情况，排除骨折后，就可以考虑进行关节松动术。

关节松动术具体怎么操作，得像手术一样做准备吗

关节松动术并不是开刀的手术，而是通过摆动、滑动、滚动、旋转、分离及牵拉这些基本操作手法来实行治疗。就好像您自己平时伸伸手臂、踢踢腿来活动关节一样，施术者换成更科学、合理的方法帮您从力学和神经生理等方面加强您对肌肉的控制并减轻疼痛。

怕做松动的时候痛？中药熏洗来帮忙

中药熏洗可加速人体的血液循环，增强新陈代谢，加速炎症介质的吸收。需要做关节松动术的人群，不舒服的地方存在骨骼肌肉的粘连。通过熏洗可以松解粘连、软化瘢痕组织，配合关节松动术来达到缓解关节疼痛、扩大关节活动范围的目的。

中药熏洗有副作用吗

中药熏洗的药物组成多为活血化瘀、舒筋活络的中药，作用范围比较集中，主要在熏洗的局部，对患者的整体状态影响比较小。而局部伤口未愈合或者有皮肤破溃的情况，在选择合适中药的情况下，也并非绝对禁忌。熏洗完局部可能会出现瘙痒或者皮肤发红，可通过及时调整药物来减轻过敏反应。

（赵学田）

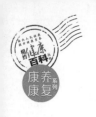

6. 骨关节术后瘢痕粘连，中医康复怎么做

预防和治疗瘢痕粘连是骨关节术后康复的重要部分。骨关节术后瘢痕粘连是由于手术过程中切割和损伤软组织及皮肤，引发机体的愈合反应，当伤口开始愈合时，机体会产生瘢痕组织来修复受损组织，若瘢痕组织过度增生，则可能导致瘢痕粘连，使关节活动受限，严重影响患者的关节功能和生活质量。中医康复对于防治骨关节术后瘢痕粘连有独特的方法和理念。

专家说

骨关节术后如何应用中医康复治疗方法防治瘢痕粘连

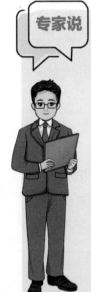

中医康复对于防治骨关节术后瘢痕粘连有着独特的方法和理念，以下是一些中医康复的方法和建议。

1. 中药外敷和熏洗 中药外敷和熏洗可软化瘢痕组织，改善局部的血液循环，促进瘢痕组织吸收，减少粘连形成。

2. 针灸疗法 通过针灸刺激特定的穴位和经络，可舒经活血，改善手术部位及周围的粘连情况。

3. 推拿和拔罐 适当进行推拿、按摩可促进手术部位及周围的血液循环，消除淤血，有助于瘢痕组织的软化和吸收，还可促进手术部位及周围肌肉和软组织恢复，增强关节的灵活性和稳定性。

4. 中药内服 中药内服可改善术后患者的体质，有助于瘢痕组织的吸收。

5. 传统功法 针对术后患者的具体情况，制订适宜的传统功法训练计划，以增强关节的稳定性和灵活性。值得注意的是，在进行中医康复治疗的过程中，术后患者应当树立积极的康复信念，密切配合医生的指导和监督，积极面对康复过程。

骨关节术后多久可以进行中医康复治疗以防止瘢痕粘连

骨关节术后的中医康复治疗时间因个人情况和手术类型而异。一般而言，中医康复防治瘢痕粘连可在术后早期开始。大量研究表明，术后早期中医康复介入可在很大程度上预防瘢痕粘连，甚至可避免功能障碍及其他并发症，为术后功能恢复提供更可靠的保证，可使患者能够更早、更好地重返正常生活。

如何判断骨关节术后是否出现瘢痕粘连

健康加油站

骨关节术后出现瘢痕粘连可通过以下几种方式进行判断。首先在症状表现上，瘢痕粘连可能导致手术部位周围出现僵硬、疼痛等不适感及关节活动范围受限等表现。其次在辅助检查上，医生可借助影像技术，如X线评估手术部位骨骼情况及有无瘢痕粘连，磁共振成像检查可以提供更详细的软组织和瘢痕情况。如果患者术后无法自行判断是否出现瘢痕粘连，建议及

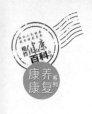

时就医，由专业医生进行详细的检查和评估，医生会
根据病情，结合临床表现和影像学结果，制订相应的
治疗方案。

（赵学田）

关键词

骨关节炎　中医骨伤康复

7. 骨关节炎中医 骨伤康复怎么做

骨关节炎是一种退行性疾病，是导致关节疼痛的主要病因。年龄＞
40岁、女性、肥胖、受过关节创伤的人群是患骨关节炎的高危人群。
近年来，随着"全民健身"理念深入人心，以及老龄化社会的到来，
骨关节炎正严重危害人类的身心健康。骨关节炎也被称为骨关节病、
退行性关节病、增生性关节炎、肥大性关节炎等。

专家说　为什么会得骨关节炎

西医认为，骨关节炎主要是因为关节软骨因承受
不均匀压力或软骨脆弱而出现软骨破坏，加上关节活
动，易发生骨关节炎，特别是下肢负重的关节。中医
学将该病划归"痹病"范畴，并认为该病的发病有两
大原因：第一是由于肝肾亏虚，肝虚则血不养筋，筋

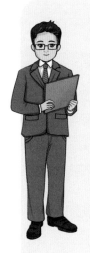

不能维持骨节之张弛，肾虚而髓减，筋骨均失去所养；第二是过度劳累，日积月累，筋骨受损，营卫失调，气血受阻，筋骨失养。

中医骨伤康复治疗骨关节炎只是贴膏药吗

错误！中医骨伤康复因其独特的优势，在治疗时兼顾局部与整体，形成了集内治外治以及手法诊治等综合疗法，丰富了治疗，提高了疗效，彰显了中医骨伤康复的优势与特色。

中医内治法需结合不同骨关节炎证型开具内服中药，如肝肾亏虚型则滋补肝肾，方用左归丸；若气血虚弱，治以补气补血，方选八珍汤、十全大补汤等。中医外治法包含了针灸、温针灸、推拿、药包热敷等诸多方法，由于可直接作用于患病部位，对于骨关节炎疗效显著。如可用桃红四物汤加伸筋草、透骨草煎汤，用毛巾湿热敷或熏洗局部。另外，还有中医特色推拿手法，可起到舒筋活络的作用。

积极治疗后骨关节炎可以痊愈吗

不可以！退变、受损的关节想要恢复到原样，是不可能的。因此，骨关节炎的治疗目标是缓解疼痛、改善关节功能、延缓疾病进展、提高生活质量。如患者有持续疼痛、进行性畸形，且保守治疗无效，需考虑手术治疗。

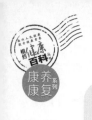

如何治未病

应当注意合理膳食、控制体重，保护关节、注意保暖，适宜运动、健康生活，若自身正气充足，可增强体质、防范疾病。进行传统功法如太极拳、八段锦、五禽戏等训练，对于保护关节有很大的帮助。

（陈　昕）

8. 踝关节扭伤 中医康复怎么办

踝关节扭伤俗称"崴脚"，在生活中很常见，大多数人去医院拍了Ｘ线片后发现没有骨折，就不当回事，静待自己消肿恢复。但是很多"崴脚"并不是真的好了，很多人会感觉崴脚之后容易反复崴脚，并且进行剧烈运动或长时间行走后踝关节会酸胀不适，这是因为最初崴脚后不重视，导致踝关节韧带松弛，关节不稳，越来越容易受伤。2021年，JOSPT在 *JOURNAL OF ORTHOPAEDIC & SPORTS PHYSICAL THERAPY* 发布的"外踝扭伤指南"中指出，40%的踝关节损伤后会导致"软脚"，进而形成习惯性崴脚。本文将介绍踝关节扭伤后应如何处置，并让你了解中医骨伤康复的一些处理方法。

踝关节扭伤在临床上应强调分期诊治

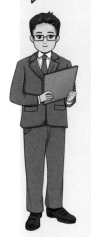

1. 急性期（24 小时内） 为炎症、水肿、出血阶段，应让踝关节充分制动，不可自行推拿，否则会加剧水肿、出血，如做针灸治疗，应在专业医师指导下进行。

2. 缓解期（24 小时后） 踝关节应减少负重，建议拄双拐活动，并可采取相应的治疗措施，中医推拿的理筋手法、针灸、中药外敷、小针刀等治疗方法都可以很好地缓解症状，促进受损组织修复。在相应的疼痛解除后，应尽早进行功能训练，可进一步巩固疗效，预防再次扭伤。

中医在踝关节扭伤快速康复中的有效措施有哪些

1. 中药内服 可以促进血液循环，减轻疼痛，加速康复进程。一般选择活血化瘀的药物如红花、川芎等，可以起到行气活血、舒筋通络的作用，能够消除局部红肿、胀痛，使症状得以缓解。

2. 针灸 具有活血化瘀、消肿止痛的作用。通常选用的穴位有阳陵泉、丘墟、昆仑、悬钟、阿是穴等。急性期过后，若局部肿痛明显，可进行刺络放血配合拔罐治疗。

3. 推拿 有一指禅、推法、滚法、弹法、按法等，可起到消肿镇痛、缓解痉挛的作用。针对反复踝关节扭伤，主要以解除粘连、纠正微小错位为主，采用手指点穴、牵引摇摆及摇晃屈伸等手法，以促进关节功能恢复。

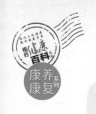

4. 中药外治 可采用桃仁、红花、五加皮、大黄、当归等药物制成中药包，通过药物熏蒸及足浴，起到活血壮筋、止痛消肿等作用。

5. 导引疗法 通过中医针对性锻炼，改善足踝灵活性及相关肌肉力量，主要包括肢体小范围灵活性练习、平衡训练、力量训练及灵活性增强练习。

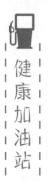

哪些人容易发生踝关节扭伤

1. 既往足踝扭伤者，再次扭伤风险较高。

2. 缺乏锻炼，足踝力量弱、柔韧性差者，会增加扭伤风险。

3. 天生关节较松弛者，容易发生扭伤。

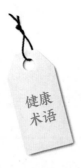

伤筋： 指人体肌肉、肌腱等软组织损伤。伤筋是中医学的概念，西医学叫作软组织损伤。凡是引起肌肉、肌腱、韧带、关节囊、筋膜等软组织，及一部分软骨的急慢性损伤，统属伤筋的范围。

（陈　昕）

9. 肩周炎中医康复
怎么做

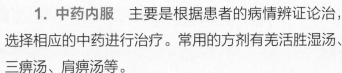

肩周炎俗称冻结肩、五十肩，平时一旦出现了肩膀疼痛或肩关节举不起来的现象，往往被认为是因劳累所致，不会想到是患了肩周炎。肩周炎导致的疼痛往往令人十分烦恼，严重影响日常生活状态，包括洗脸、梳头、洗头甚至抬胳膊都能疼得半死，严重者可彻夜难眠！下面介绍一些中医康复特色疗法，可帮您摆脱疼痛、恢复肩关节功能。

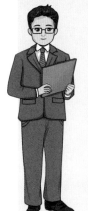

1. 中药内服 主要是根据患者的病情辨证论治，选择相应的中药进行治疗。常用的方剂有羌活胜湿汤、三痹汤、肩痹汤等。

2. 中药热敷 是运用中药方药趁热熏蒸患处，借助温热途径，以疏通腠理、活血化瘀、祛风除湿、缓解疼痛，促进肩关节功能康复。

3. 推拿治疗 可以放松肩部肌肉、促进血液循环、松解粘连组织，对治疗肩周炎有比较好的疗效，但需专业人士操作，胡乱推拿可能会导致疼痛加剧、肩关节周围软组织损伤。

4. 针灸治疗 具有通经活络、舒筋活血的作用，对缓解肩部疼痛有良好的效果。常选用的穴位有肩井、肩前、肩贞、大椎、曲池、外关、腕骨等。

5. 小针刀治疗 是一种中医微创治疗方法，可以有效松解肩周软组织粘连，疏通气血，改善患者局部组织粘连，降低局部组织的压力以及解除肌肉痉挛的症状等。短时间内可减少痛苦、恢复肩关节功能，是一种治疗肩周炎的常用方法。

此外，中医还讲究练功，通过进行太极拳、八段锦等锻炼，可以促进肩关节功能恢复。

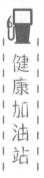

健康加油站

日常生活中如何预防肩周炎

1. 在日常生活中注意防寒保暖，特别是避免肩部受凉，否则会导致肩部供血不足，组织修复能力降低，导致肩周炎发作。

2. 长时间固定姿势会使颈部及肩部肌肉负担增大，导致肩周肌肉群劳损。应注意调整姿势，避免因长期的不良姿势造成慢性劳损和积累性损伤，比如长时间伏案工作等。

3. 加强功能训练，可经常练太极拳、八段锦，或在家里进行双手摆动运动。

4. 要注意运动量，以免造成肩关节及其周围软组织损伤。

（陈　昕）

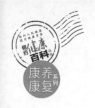

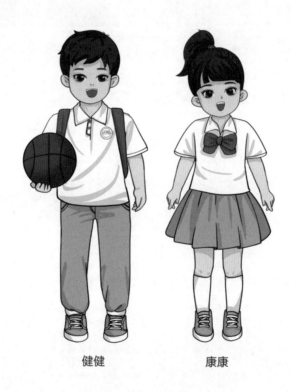

人物关系介绍

健健   康康

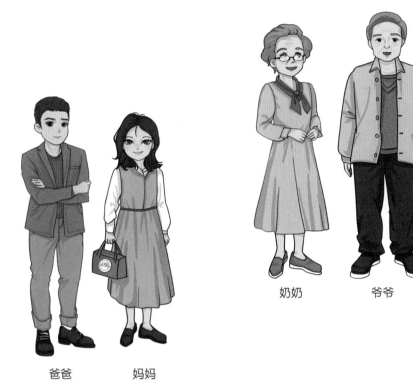

奶奶　　　　爷爷

爸爸　　　妈妈

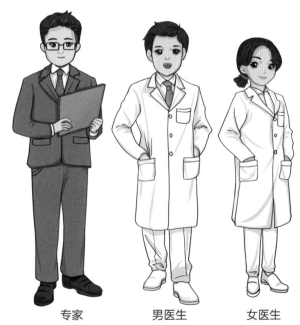

专家　　　男医生　　　女医生

图书在版编目（CIP）数据

骨关节疾病与运动损伤康复怎么办 / 周谋望，杨延砚主编 . -- 北京 ：人民卫生出版社，2024. 7.--（相约健康百科丛书）. -- ISBN 978-7-117-36672-4

I. R684.09

中国国家版本馆 CIP 数据核字第 20246L3J46 号

| 人卫智网 | www.ipmph.com | 医学教育、学术、考试、健康，购书智慧智能综合服务平台 |
| 人卫官网 | www.pmph.com | 人卫官方资讯发布平台 |

相约健康百科丛书

骨关节疾病与运动损伤康复怎么办

Xiangyue Jiankang Baike Congshu

Guguanjie Jibing yu Yundong Sunshang Kangfu Zenmeban

主　　编：周谋望　杨延砚
出版发行：人民卫生出版社（中继线 010-59780011）
地　　址：北京市朝阳区潘家园南里 19 号
邮　　编：100021
E - mail：pmph @ pmph.com
购书热线：010-59787592　010-59787584　010-65264830
印　　刷：北京盛通印刷股份有限公司
经　　销：新华书店
开　　本：710×1000　1/16　印张：21
字　　数：272 千字
版　　次：2024 年 7 月第 1 版
印　　次：2024 年 8 月第 1 次印刷
标准书号：ISBN 978-7-117-36672-4
定　　价：72.00 元

打击盗版举报电话：**010-59787491**　E-mail：**WQ @ pmph.com**
质量问题联系电话：**010-59787234**　E-mail：**zhiliang @ pmph.com**
数字融合服务电话：**4001118166**　E-mail：**zengzhi @ pmph.com**

52检